LE
MASSAGE THÉORIQUE
ET PRATIQUE

LA MÉTHODE INDIRECTE

PAR

L. COLOMBANI

PARIS

AMÉDÉE LEGRAND, ÉDITEUR

36, RUE SERPENTE, 36

1913

LE
MASSAGE THÉORIQUE
ET PRATIQUE

LA MÉTHODE INDIRECTE

LE
MASSAGE THÉORIQUE
ET PRATIQUE

LA MÉTHODE INDIRECTE

PAR

L. COLOMBANI

——— ⋊ ———

PARIS

AMÉDÉE LEGRAND, ÉDITEUR

36, RUE SERPENTE, 36

—

1913

LE
MASSAGE THÉORIQUE ET PRATIQUE
LA MÉTHODE INDIRECTE

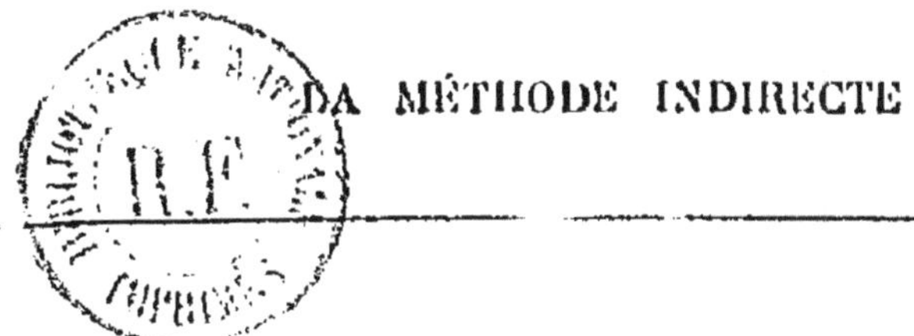

INTRODUCTION

En écrivant ce livre, nous nous proposons un double but :

1° Présenter au public, dans un style simple et une forme nouvelle, un traité de massage aussi complet que possible ;

2° Vulgariser quelques procédés nouveaux que nous avons expérimentés dans notre pratique, et qui constituent, d'après nous, des améliorations.

Nous voulons en outre, tâcher de dégager ce qu'il y a de bon, de vrai dans la méthode indirecte, ébauchée par Ling il y a près d'un siècle, et modifiée par nous avantageusement. Mais obtiendrons-nous le résultat recherché ? L'avenir nous le dira. Un traité de massage n'est pas une chose rare aujourd'hui, puisque, en moins de dix ans, il y en a eu en France seulement, près de vingt. Et quelques-uns d'ailleurs sont signés de noms autorisés.

C'est donc une tâche assez lourde, que celle que nous nous sommes imposée, d'autant plus que nous n'avons aucun titre à faire valoir, autre qu'une connaissance pratique très apronfondie de la question, ce qui n'est peut-être pas suffisant. Nous allons essayer cependant.

Ce que notre livre a d'intéressant, quoi qu'il en soit, le lecteur le verra en l'examinant. Nous ne voulons pas influencer son jugement par un avant-propos trop flatteur.

Puisse son opinion nous être favorable ! C'est là notre vœu le plus cher.

HISTOIRE DU MASSAGE

Nous ne voulons pas faire ici l'historique complet du massage. D'autres avant nous, documentés sur la matière, l'ont fait peut-être mieux que nous ne saurions le faire, et nous renvoyons aux ouvrages en question ceux de nos lecteurs qui pourraient s'y intéresser. Deux mots cependant, touchant les points essentiels.

Le massage remonte jusqu'aux temps les plus reculés. Hérodicus, Hyppocrate, Celse, Galien, Nostradamus pour ne parler que de ceux-ci, en connaissaient l'utilité. Il n'était, alors il est vrai, qu'à l'état d'embryon, si nous pouvons nous exprimer ainsi, et ces hommes éclairés, quelque justes appréciateurs du massage qu'ils étaient, n'avaient de sa valeur thérapeutique aucune idée précise. Mais du fait qu'il a reçu de nos jours une si grande extension et une réputation si bien méritée d'ailleurs, n'est-on pas en droit de conclure que l'opinion des premiers partisans du massage était bonne, et que l'on peut obtenir de l'emploi de cet agent des résultats plus concluants encore ?

En France, le massage a trouvé de bonne heure des partisans et des initiateurs. Ambroise Paré, Petit, Tissot, Broussais, Corvisart furent des premiers à en reconnaître les avantages essentiels et à les exposer au public.

En Suède, Ling au commencement du xviiiᵉ siècle, établit un système de gymnastique médicale sur des bases scientifiques.

Brandt, quelques années plus tard, obtint de l'emploi du massage, des résultats remarquables qui le placèrent au premier rang des praticiens.

En Allemagne, Hoffmann bien avant cette époque, et Metzger ensuite se sont occupés spécialement du massage et ont contribué à le vulgariser.

Les Anglais Francis Buller et John Pugts (1794 à 1830) ont laissé, le premier, un traité de gymnastique médicale, et le second, un livre traitant de l'action du massage sur les muscles.

Chez nous, de 1840 jusqu'à nos jours, grâce aux idées exposées par les hommes de science que nous avons déjà nommés, l'étude du massage s'est poursuivie avec un grand intérêt. Les travaux d'Estradère et de Lebâtard notamment ont beaucoup servi à la perfectionner.

Il nous faut citer également le professeur Lucas-Championnière, qui, par son talent et son autorité, a donné au massage une impulsion nouvelle.

Enfin, les D⁰ˢ Norström, Berne, Dagron, Brousses, Frumerie, Hugon et d'autres auteurs parmi lesquels Marfort ont écrit sur ce sujet, des ouvrages intéressants. C'est d'un bon augure pour l'avenir.

CONSIDÉRATIONS GÉNÉRALES

Malgré le crédit qui s'attache au massage,
malgré son utilité, il nous paraît bon à nous
aussi, de faire remarquer cependant, que l'opinion qui a prévalu jusqu'ici et qui présente ce
mode de traitement comme absolument inoffensif, n'a aucune bonne raison d'être.

Certes, on obtient maintenant par le massage
des guérisons très remarquables, dans un grand
nombre de maladies, lorsque l'emploi en est
réglé avec méthode. Mais, pour être vrai, nous
dirons aussi que le massage mal employé peut
causer des inconvénients. Aussi, convient-il essentiellement d'être avisé, c'est-à-dire de mesurer l'action de ce remède, en ce qui touche notamment son application aux personnes à fibres
peu résistantes, comme les vieillards et les enfants. Des précautions minutieuses sont à prendre également pour le massage d'organes importants tels que le cœur, les yeux, la gorge, et
lorsqu'il s'agit d'une fracture sérieuse, une phlébite ou certaines maladies de l'abdomen.

Le massage forcé et continu exalte la vitalité, élève à son plus haut degré la tension des muscles et des nerfs, ce qui aboutit forcément au surmenage des parties et à la faiblesse qui en découle.

Des mouvements forcés ou souvent répétés, peuvent produire en outre des accidents fâcheux tels que froissement des cellules, irritation des vaisseaux, rupture des fibres, ou encore l'inflammation des muqueuses, la dilatation des veines, des congestions.

Comme on le voit par cet exposé, le massage mal employé peut être nuisible, et il convient d'agir dans tous les cas sérieux, avec circonspection. Chaque manœuvre du massage doit être immédiatement précédée d'une idée directrice qui éclaire sa marche, et soutenue par des moyens mécaniques appropriés qui en assurent l'effet. Ces moyens mécaniques ou mouvements doivent être proportionnés au but à atteindre, souples, complets et d'une sûreté parfaite d'exécution.

Ce résultat, que définit toute la science du masseur, n'est pas toujours obtenu facilement [1], et exige de sa part, non seulement une com-

---

[1]. Qu'on ne s'imagine pas que la technique est peu de chose. Elle est le travail manuel au service de l'idée. Elle seule donne la certitude du fait. Elle est le nerf de la méthode expérimentale. (Dr BARNET.)

préhension parfaite de la question, mais encore des aptitudes spéciales.

Le masseur praticien doit avoir, c'est entendu, des connaissances anatomiques très sérieuses des régions qu'il doit traiter, ainsi que du travail physiologique qu'il s'y fait à l'état normal. Il doit savoir aussi les manœuvres qui conviennent dans chaque cas et les règles à observer dans l'emploi de chacune d'elles. Il lui faut, en somme, être familiarisé avec les divers éléments du corps et les évolutions qui s'opèrent dans les organes, sous l'influence d'un agent thérapeutique aussi important. Mais ce n'est pas tout. Il ne suffit pas de connaître toutes les règles du massage et de savoir l'anatomie et la physiologie, pour être un bon masseur ; il faut aussi et surtout de l'adresse, de l'agilité, une main souple et légère, le doigté subtil, du bon sens et de l'esprit d'observation.

Chaque mouvement, a dit Ling, est une idée, une pensée, exprimée par le corps.

Cette belle expression, toute en faveur de sa méthode — il s'agit ici, on le devine, des mouvements de gymnastique médicale — et nous ajouterons aussi, toute en faveur du massage, prouve, si nous admettons que Ling n'est pas ici dans l'erreur et que notre proposition est au moins vraisemblable, que les manœuvres ne doivent pas se faire automatiquement, mais qu'il faut au contraire les synthétiser. Les doigts du masseur doivent être les fidèles interprètes de sa pensée.

Il ne faut pas non plus assujettir son esprit aux seules règles de la méthode. Au contraire, on doit pouvoir s'écarter des grandes lignes tracées, quand le besoin l'exige ; il doit faire, le masseur, des mouvements qu'il connaît, des mouvements qu'il ne connaît pas, mais dont il tire profit ; il doit pouvoir subdiviser ou réunir une ou plusieurs manœuvres à la fois [1], dans le domaine du massage pratique, cela s'entend, et passer de l'une à l'autre, sans transition brusque et sans heurt, de manière à obtenir le résultat demandé.

[1]. L'effleurage vibratoire, par exemple, est une manœuvre composée. Une variété des pressions glissées, tient à la fois du pétrissage, des pressions et des vibrations.

Une autre manœuvre, qui n'a pas de nom en propre, qui ressemble à la torsion des muscles, mais qui n'en est pas toujours nécessairement, a des éléments de l'effleurage, du pétrissage et de l'élongation.

ACTION PHYSIOLOGIQUE
DU MASSAGE

Le massage a une action réelle sur la vie intime des organes, et influe heureusement sur l'exécution de leurs mouvements. Toutes les fonctions du corps peuvent être modifiées par son emploi, et tous les systèmes à la fois, à des degrés différents toutefois, peuvent être mis en action. Les systèmes nerveux sensitif et moteur, l'appareil capillaire, le système musculaire, le système lymphatique, etc..., empruntent souvent au massage les forces qu'ils ont perdues et reprennent la coordination de leurs mouvements périodiques. Les manœuvres du massage, le plus grand nombre du moins, produisent, par action directe et réflexe, des mouvements plus forts dans les organes. Ainsi les vaisseaux deviennent plus actifs, la circulation plus rapide et le calorique augmente.

Elles agissent également sur les fibres du tissu cellulaire sous-cutané, et les rendent plus souples ; sur les glandes, qui sécrètent en plus grande quantité des produits de qualité meilleure ; sur les lymphatiques, qui absorbent les déchets non éliminés et en dépôt dans les cellules organiques. Par leur action mécanique dissolvante sur les matières intestinales, elles désagrègent ces déchets, puis les font circuler dans leurs voies d'excrétion, qui les rejettent au dehors.

Les glandes de la digestion elles-mêmes, sécrètent en quantité suffisante les sucs destinés à cette opération. Elles agissent en même temps sur les fibres nerveuses périphériques qu'elles tonifient, et favorisent le développement des forces nerveuse et psychique.

Les pratiques du massage augmentent encore les relations des produits physiologiques avec les tissus environnants, ce qui veut dire en d'autres termes, elles facilitent l'assimilation. Dans la période d'incubation de certaines maladies, par exemple, après une grande fatigue, un choc nerveux ou un refroidissement, le massage est profitable à divers points de vue. Il influence favorablement la circulation, le système nerveux et les muscles. Il simplifie en outre les oxydations intracellulaires et élimine les poisons de déchet, en un mot, il favorise les fonctions des organes et fortifie leur résistance.

Dans la chlorose, l'anémie, la convalescence, le massage relève l'énergie de tous les systèmes à la fois ! Chez les nerveux déprimés, il produit une sensation de bien-être moral et ranime toutes les fonctions : la circulation et la respiration deviennent plus faciles, le visage se colore et s'épanouit, le cœur se dilate plus agréablement. Le massage donne en définitive, une propulsion à la vie physique et à la vie morale.

Nous donnerons des détails complémentaires concernant l'action physiologique du massage, dans les articles réservés aux manœuvres et aux maladies. Ces détails seront là, croyons-nous, mieux à leur place et donneront plus de force au traitement.

TECHNIQUE DU MASSAGE

Masser une partie du corps (massare : presser, pétrir), c'est pratiquer sur cette partie certaines manipulations, à l'effet d'en modifier l'état physiologique.

POSITION DU CORPS POUR LE MASSAGE

La position du corps pour le massage, tient-elle une large place dans la technique? Elle est certainement considérable. Quel que soit le but que l'on se propose et quels que soient d'ailleurs les moyens dont on se sert, il faut, avant de commencer un massage, réfléchir sur l'opportunité de faire prendre au malade telle ou telle position qui s'adapte le mieux à son cas. L'importance de ce principe ne peut échapper à personne. On doit tenir compte en effet de certaines lois physiques telles que la pesanteur, qui influe incontestablement sur l'action des organes ; en outre, le relâchement ou la contraction de certaines parties, sont aussi à considérer dans une large mesure.

Ainsi, le massage d'une région importante quelconque (la tête et le cou seuls peuvent faire exception), ne peut s'effectuer convenablement, c'est-à-dire à l'avantage de l'opérateur et du malade — les raisons ne manquent pas pour l'expliquer —, que dans la position horizontale. Il est, croyons-nous, très difficile d'en concevoir une autre meilleure.

DIRECTION DES MANŒUVRES

Les manœuvres du massage se font habituellement dans une direction centripète et parallèlement aux fibres et aux vaisseaux. Cette règle ne souffre que de rares exceptions.

On a vanté, ces temps derniers, les effets du du massage centrifuge, dans certaines maladies nerveuses, spécialement dans l'insomnie. Quels que soient les résultats pratiques de cette méthode, nous lui préférons, pour notre part, le massage centripète ou le massage transversal, suivant le cas, en raison de l'influence fâcheuse que peuvent avoir les manœuvres centrifuges sur les valvules des vaisseaux, l'estomac et le cœur.

Les manœuvres transversales peuvent être employées, dans certains cas, pour obtenir une dérivation ou modifier la circulation d'une partie, diminuer l'hyperémie des parties sous-adjacentes, par exemple.

RÈGLES GÉNÉRALES DE LA TECHNIQUE

Parlons maintenant de la question simple à la fois et si importante des règles générales de la technique. Y a-t-il vraiment des règles de la technique, et sont-elles constantes, invariables? Nous répondons franchement oui, pour la première question, et non, pour la seconde.

En effet, le massage, qui forme, conditionnellement si l'on veut, la thérapeutique physiologique, en ce qu'il ramène les fonctions à leur état normal, n'en constitue pas moins avant tout et surtout la médecine du symptôme par excellence. Il est la thérapeutique idéale d'action directe et de combat. Par ce qui précède, et surtout par ce que nous verrons plus loin, il est démontré que les maladies locales, quelle que soit leur période, doivent se traiter d'après leurs symptômes. Ces considérations générales, qui sont d'un intérêt primordial au point de vue technique, nous ont naturellement conduit à faire dans cet ouvrage, une description sommaire de chaque maladie et à indiquer les causes et les symptômes principaux qui l'accompagnent. Indiquer les causes et les symptômes d'une maladie, équivaut de fait pour le masseur, à définir le traitement, à montrer la technique.

Ce que nous venons de dire montre également que l'opérateur doit, s'il en est besoin, varier ses mouvements et les diriger de façon à être toujours en opposition avec les symptômes du mal. Il doit faire suivre immédiatement chaque mouvement de chaque symptôme naissant, — Georgi s'est exprimé ainsi je crois, — et mesurer son étendue et sa qualité, à l'étendue et la qualité du symptôme à combattre. C'est seulement en tenant compte des particularités qui accompagnent une maladie, particularités souvent peu appréciables, mais réelles, que l'opérateur peut instituer un traitement rationnel et vraiment efficace.

DES VARIATIONS DE LA TECHNIQUE

Les manœuvres du massage, — nous revenons à dessein sur ce point essentiel, — varient beaucoup suivant les circonstances pathologiques. L'opérateur doit naturellement employer celles qui s'adaptent le mieux aux besoins du moment, sans se croire obligé de suivre la série des manœuvres ordinaires, ni de la compléter en aucun cas.

Ainsi, l'ordre dans lequel les manœuvres devraient se faire, d'après les symptômes généraux du mal à traiter, se trouve parfois interverti par l'apparition d'un signe particulier, et telle manipulation pratiquée au début, peut être répétée vers le milieu ou à la fin ; telle autre enfin, qui semblait devoir logiquement terminer une série, est supprimée du fait des modifications physiologiques des parties résultant des manœuvres déjà faites.

Quelques auteurs mal inspirés, ont voulu faire tenir la technique du massage en trois ou quatre manipulations. Trois ou quatre manœuvres seulement, limitent évidemment l'action du massage, mais elles ne l'expliquent en aucune façon.

Chaque maladie, nous l'avons dit plus haut, présente dans son cours, des caractères particuliers qui doivent être combattus par des moyens spéciaux, et c'est surtout par le nombre et la variété de ses manœuvres, que le massage multiplie diversement son action. Qu'on en juge au reste par ce qui suit : l'effleurage et les pressions dégagent les voies, le pétrissage dissout les exsudats ; les pressions encore et la percussion les font circuler ; les vibrations apportent les matériaux réparateurs, etc. Nous n'insisterons pas davantage sur ce point.

Il y a deux temps principaux dans le massage :

1° Le massage proprement dit ;

2° Les mouvements passifs et les mouvements actifs.

Ces derniers mouvements appartiennent moins au massage que les mouvements passifs.

Le massage est local ou général.

Pour le massage général, je procède quelquefois

pour ma part, ainsi qu'il suit : 1° la face postérieure du corps (mollets, cuisses, fesses, lombes, dos, la nuque et le cou) ; 2° le côté droit avec la face externe de la jambe, la hanche, la région costale, l'avant-bras, bras, épaule ; 3ª le côté gauche ; 4° la face antérieure (pieds, jambes, cuisses, côtes, thorax, abdomen).

Ce procédé permet notamment de traiter les bras dans les meilleures conditions. Il a en outre l'avantage, si le sujet est corpulent, de faciliter le massage des parties latérales du tronc et de la face externe des cuisses.

Mais l'opératoire du massage général varie elle aussi suivant le cas. Celle qui vient d'être exposée, n'est donc pas une règle.

DURÉE DU MASSAGE

Nous ne voulons pas terminer cet article important, sans faire remarquer que la durée d'une séance de massage, qui est estimée généralement à dix ou quinze minutes pour un massage local, et à trente ou quarante minutes, pour un massage général, est inférieure, dans la plupart des cas, à celle que nécessite un travail de ce genre. Un massage local ordinaire, pour être bien exécuté, n'exige pas moins de vingt à vingt-cinq minutes, et, à moins d'escamoter les manœuvres, ce qui nuirait au résultat, il faut, pour un massage général, de quarante à cinquante minutes environ. Ces chiffres toutefois, n'expriment qu'une idée générale de ce que doit être la durée d'un massage, et à chaque cas particulier doit correspondre un procédé spécial.

D'autre part, nous estimons que les manœuvres se font ordinairement trop vite. Nous avons déjà parlé au commencement de cet ouvrage, des inconvénients qui pouvaient résulter d'une pareille pratique. Nous nous proposons au reste de revenir sur cette question.

MÉTHODE INDIRECTE

La méthode indirecte par le massage, telle que nous la concevons et telle qu'elle est présentée ci-après, est basée surtout sur les lois d'association et de déplacement. Elle est appliquée très utilement dans quelques affections aiguës et subaiguës, et dans l'état chronique de certains cas particuliers. Selon la méthode indirecte et d'après les principes de Ling[1], il faut travailler méthodiquement les parties voisines ou éloignées de l'organe malade avec lequel elles ont le plus d'affinité, le plus de relations. On fait usage de manœuvres actives, lorsqu'il s'agit d'augmenter l'activité des parties éloignées de l'organe affecté, et on se sert de manœuvres douces, lentes et passives, pour augmenter le travail d'absorption des parties voisines, de façon à obtenir une dérivation sur l'organe atteint.

En d'autres termes, on neutralise une force

1. Je ne sais de Ling que ce qu'en a dit Georgi dans son *Traité de Kinésithérapie.*

vive, en produisant autour d'elle et à des dis-
tances variables, des forces secondaires d'ordre
spécial, dont l'effet collectif a pour but d'a-
moindrir l'effet de la force principale, en limi-
tant son champ d'action et en dérivant une partie des éléments qui la constituent.

Le massage indirect, c'est-à-dire le massage
technique pratiqué sur une ou plusieurs parties
du corps choisies autres que la partie malade,
peut produire l'effet des forces antagonistes sus-
mentionnées.

Nous avons eu déjà l'occasion de constater,
en effet, que le massage, par cette méthode, étu-
dié, bien conçu est d'un secours précieux dans
quelques inflammations localisées, du genre de
celles dont nous avons déjà parlé, soit qu'il
vienne en aide au traitement local toujours insuffisant, soit qu'il se substitue entièrement à
lui.

Parmi les affections traitées par cette méthode,
il faut citer la congestion en général, celle de
la tête en particulier, quelques affections des
yeux, du cœur, de l'appareil digestif et même
des organes génitaux chez la femme.

Nous citerons également le cas de hernie étranglée que nous avons exposé dans ce livre, l'occlusion intestinale, la goutte et le rhumatisme
à l'état aigu et subaigu.

Le problème étant posé de cette façon, c'est-
à-dire de manière à pouvoir être résolu, nous

concluons nettement pour l'affirmative, et nous résumons le traitement général d'abord et la technique générale ensuite.

Le traitement général, dans ses dispositions essentielles, est le suivant :

1° Combattre l'inflammation de la partie malade par une action directe très douce ;

2° Travailler méthodiquement et spécialement les parties voisines appartenant au même système ;

3° Produire une suractivité des parties éloignées appartenant à un système différent ;

4° Traiter en dernier lieu les parties plus ou moins éloignées appartenant au même système fonctionnel.

TECHNIQUE GÉNÉRALE

La technique générale comporte une compression locale, sauf l'endroit où elle est contre-indiquée, quelquefois aussi de l'effleurage spiroïde et des vibrations légères. La nature de la compression, son étendue et sa durée restent évidemment à définir.

Les vibrations doivent être superficielles, de courte durée et d'une fréquence variable. Du pétrissage et des mouvements passifs seront faits ensuite sur les parties énoncées précédemment et destinées à recevoir une première dérivation. Ces parties ainsi traitées, écoulent une quantité de sang beaucoup plus grande, ce qui modifie nécessairement la circulation de l'organe malade.

On fera en outre des manœuvres actives sur les tissus où l'on veut porter une seconde dérivation, et enfin, on traitera avec soin les parties où l'on veut produire une dérivation dernière.

Comme on le voit, il n'y a ici ni exagération voulue, ni mystère. La méthode indirecte par le massage, avec ses manœuvres douces, lentes et sûres pour l'organe atteint, et des manœuvres spéciales pour chacun des organes choisis, comme points de révulsion ou de transmission, dans les cas aigus, avec ses mouvements actifs pour l'organe malade, et des mouvements spéciaux pour chacun des organes qui ont souffert consécutivement ou qui peuvent concourir à la guérison, dans une affection chronique, forme un élément très souple, un instrument pratique d'une utilité incontestable.

Certes, il y a dans le traitement des maladies aiguës par le massage, des nuances de forme et d'application dont la subtilité peut échapper à un certain nombre de ceux qui pratiquent cet art ; mais à quiconque sait distinguer ces nuances et les mettre en valeur, la méthode nouvelle apparaît avec toute son importance.

Cependant nous tenons à préciser. Si nous avons consacré ici quelques pages à la méthode indirecte, c'est moins pour dire que cette méthode est applicable à quelques rares affections aiguës ou subaiguës, que pour démontrer que son emploi est utile et fréquent dans la technique générale du massage, et quels avantages on peut retirer de la dérivation à distance et de l'action des réflexes.

MANIPULATIONS

Chaque manœuvre du massage est un agent doué d'une force vive — on peut l'appeler manœuvre-force —, qui agit favorablement sur les organes, et dont l'emploi varie selon l'effet à obtenir.

Ces manœuvres se décomposent pour la plupart en sous-manœuvres ou subdivisions, comme nous le verrons plus loin. Nous donnons ci-après les plus importantes [1] :

1° La compression digitale ;

2° L'effleurage et ses variétés ;

3° Les pressions ;

4° Le pétrissage ;

5° La rotation, le sciage, le frôlement ;

6° Le pincement ;

7° La percussion et ses différents modes d'emploi tels que le tapotement, le claquement, les hachures ;

8° Les vibrations ;

1. Certaines dénominations comme la friction, le foulage, etc., ne nous paraissent pas précises ; aussi ne les avons-nous pas comprises dans notre énumération.

9° Les mouvements passifs et les mouvements actifs.

Le massage gynécologique possède en outre quelques manœuvres qui lui sont propres, que nous verrons en détail à leur place. Chacune de ces manœuvres a une action spéciale déterminée sur la partie malade, et influe, suivant son mode d'application, de telle ou telle manière sur tel ou tel organe.

COMPRESSION

La compression qui devrait seule nous occuper ici est la compression manuelle. Cependant, nous voulons parler aussi un peu de la compression avec bande, sa congénère, dont l'emploi est très fréquent en thérapeutique, et qui forme, dans bien des cas, le complément utile du traitement par le massage.

L'emploi de la compression comme agent thérapeutique et surtout comme anesthésique, remonte au xvii° siècle. On raconte que des médecins ont, à cette époque, pratiqué sans douleur des amputations, en employant la compression.

De nos jours, ce moyen est employé utilement dans de nombreux cas en chirurgie, et procure, dans le massage, des avantages incontestables.

La compression peut être forte ou légère, in-

termittente ou continue, étendue ou circons-
crite. On la pratique soit avec les doigts, c'est la
compression digitale, soit avec la paume de la
main et quelquefois avec les deux mains ensem-
ble : c'est la compression manuelle proprement
dite (fig. 1).

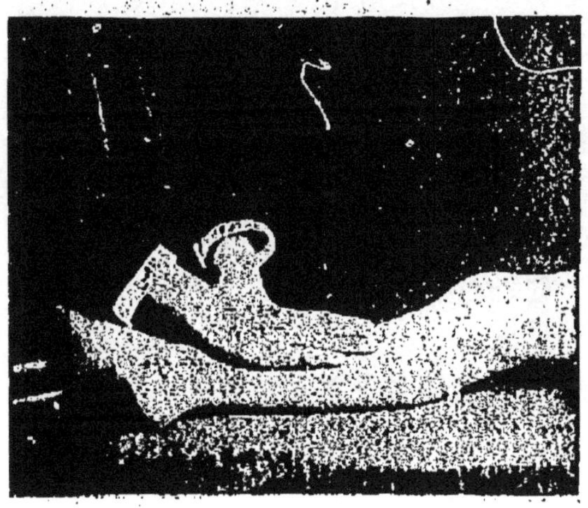

Fig. 1

La compression avec bande a généralement
une durée plus longue.

COMPRESSION MANUELLE

Nous divisons la compression manuelle en
deux variétés : 1° la compression verticale ; 2° la
compression enveloppante.

La compression verticale est employée sur
les surfaces plates.

La compression enveloppante — nous donnons ce nom à la compression effectuée avec une main ou les deux mains — s'adapte plus particulièrement aux parties arrondies ou saillantes (fig. 2).

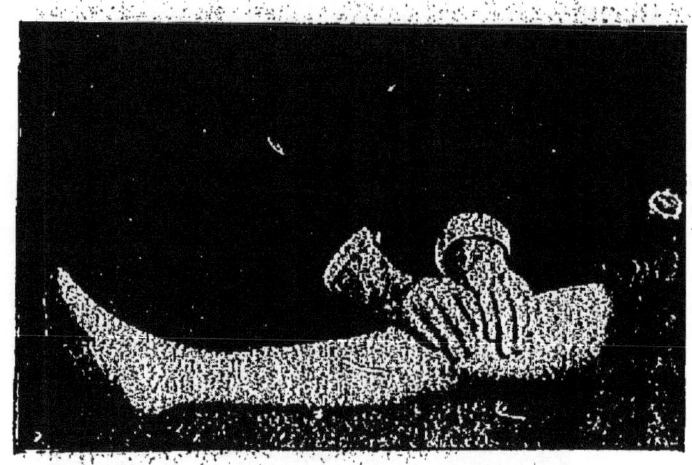

Fig. 2

La compression en général — c'est un de ses plus grands attributs — diminue l'activité intravasculaire des parties et l'action nerveuse, c'est-à-dire la douleur et l'inflammation. Tout en diminuant le calibre des vaisseaux, la compression obtient la déplétion des tissus, par le refoulement mécanique des fluides et prévient ainsi les congestions, les stases.

Mais, pour que cette manœuvre puisse manifester toute son action dans les cas douloureux, il faut nécessairement qu'elle soit appliquée avec méthode et qu'elle s'étende au delà de la partie malade : C'est la loi de la transmission des excitations arrêtée ainsi dans son principe même.

Un autre effet de la compression, est de déterminer une congestion momentanée dans les parties voisines, et de produire de ce chef une dérivation. Enfin, le travail musculaire et l'activité sécrétoire des glandes sont aussi notablement diminués par cette manœuvre.

Les effets de la compression, très nombreux et très importants, comme on le voit, se manifestent plus particulièrement et d'une façon indiscutable dans les dépôts de toute sorte, la tension vasculaire et certains traumas récents.

Il va sans dire que la compression est d'autant plus efficace, dans les affections par traumatisme, qu'elle se rapproche davantage du moment de l'accident. C'est même là une condition essentielle de son application.

La compression toutefois — le sérieux de la question est là —, n'a pas partout la même valeur et ne se fait pas toujours exactement de la même façon. On peut dire qu'il y a de la différence dans son application, comme il y a des nuances entre plusieurs maladies de même espèce.

J'ai, pour ma part, essayé la compression dans un très grand nombre de cas, et voici les observations que j'en ai rapportées.

Dans les fractures en général, et celles qui sont traitées par le massage en particulier, la compression est contre-indiquée. On doit se borner là tout simplement à faire un enveloppement non serré avec une bande Velpeau et avec ou sans coton. Il en est de même dans les autres accidents traumatiques avec ecchymose et gonflement. Mais il en va tout autrement dans le cas de synovite, par exemple, ou de traumas récents (luxations réduites, entorses, contusions).

Dans l'hypersécrétion des synoviales notamment, la compression alternant avec le massage constitue un moyen thérapeutique excellent. Dans les traumatismes récents déjà cités, c'est-à-dire dans ceux où l'on intervient aussitôt après l'accident, le massage doit être précédé d'une compression manuelle et suivi d'une compression avec bande, d'une durée et d'une force variables. La compression, là, est nécessaire, on le conçoit, pour prévenir la dilatation vasculaire, l'inflammation et l'œdème. En résumé, la compression est indiquée immédiatement après un accident et avant l'apparition du gonflement.

Il en est de même, lorsque l'ecchymose et l'œdème ont disparu dans certains traumatismes des jambes principalement, et quand le malade commence à marcher, pour maintenir les parties jusqu'à guérison complète. Cette compression, très modérée d'ailleurs, a pour but essentiel d'empêcher l'infiltration du membre et de maintenir les parties dans leur axe, en suppléant momentanément à leur manque de solidité.

En outre, la compression est quelquefois utile avant ou après le massage, pour refouler un épanchement sous-cutané tenace et faciliter sa résorption ; mais dans ce cas aussi, elle doit être de courte durée et suivie de pressions qui complètent son action éliminatrice.

Dans l'hémarthrose et l'hydartrose au contraire, la compression après le massage, sera faite dès le début, et continuée jusqu'à la fin.

Certes, une compression inégale, trop forte ou trop lâche, trop prolongée surtout, peut produire des inconvénients. Mais une compression bien faite, dans les cas indiqués ci-dessus, aide toujours au traitement.

Ce que nous venons de dire pour les maladies des articulations, peut s'appliquer aussi à d'autres affections telles que myomes, névromes, kystes, bignes.

Examinons maintenant la question de savoir si la compression doit toujours être ouatée ou non.

En général, lorsque le massage n'intervient pas immédiatement, un enveloppement plus ou moins serré avec du coton est utile. Il en est de même dans tous les cas très rares, où il semble nécessaire de faire une forte compression et d'employer une bande de toile résistante, dans l'hémarthrose, par exemple. Mais, dans les cas ordinaires, lorsque le massage a lieu, et toutes les fois que la peau est intacte, sur les parties arrondies surtout, non seulement le coton n'a plus la même valeur, mais il a l'inconvénient d'empêcher une compression régulière, uniforme, qui est en même temps douce et active.

En résumé, une compression plus ou moins forte et plus ou moins prolongée, suivant les besoins, faite avec une bande Velpeau et sans coton, nous paraît être ce qu'il y a de mieux dans le plus grand nombre des cas.

EFFLEURAGE

L'effleurage est la préface indispensable du

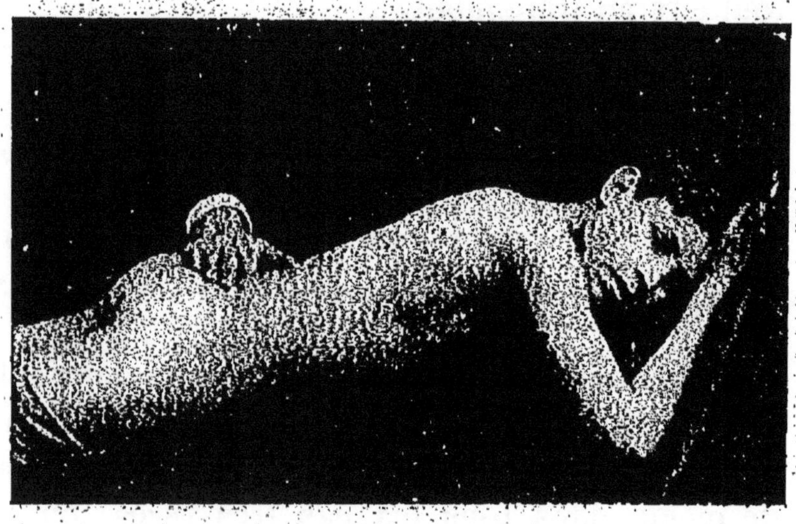

FIG. 3

massage. Il en est l'élément le plus simple à la fois et le plus technique.

L'effleurage peut être rectiligne, circulaire,

transversal (fig. 3), concentrique, spiroïde, ondulé. Chacune de ces variétés de l'effleurage trouve son application dans la pratique ordinaire du massage et produit des effets particuliers. Toutefois, pour éviter de la confusion, nous n'en décrirons ici que deux seulement, à savoir : l'effleurage rectiligne et l'effleurage spiroïde, auquel nous rattachons l'effleurage concentrique, pour raisons d'affinité. Ce second procédé constitue, pour quelques auteurs, les ondulations.

EFFLEURAGE RECTILIGNE

L'effleurage rectiligne se fait soit avec la paume de la main, soit avec la pulpe des doigts. Il est superficiel ou profond, lent ou rapide suivant les besoins.

Effleurage superficiel. — L'effleurage superficiel a pour principal objet d'anesthésier la partie malade, de l'insensibiliser. A cet effet, il doit être pratiqué légèrement, d'une façon régulière, uniforme, sans arrêt brusque et sans pression ni tiraillement d'aucune espèce. Les doigts, la main doivent glisser doucement sur la peau, de façon à n'intéresser que les plans superficiels.

Effleurage profond. — L'effleurage profond porte d'abord son action sur la peau qu'il nettoie, en faisant tomber les squames qui la recouvrent. La perspiration cutanée se fait par suite plus librement, et les sécrétions sébacées sont rendues plus faciles. Il agit en même temps très efficacement sur le tissu cellulaire sous-cutané, qu'il régénère, sur les veines et les lymphatiques, dont il obtient la déplétion, dans les engorgements, les stases.

Les muscles stimulés par l'effleurage profond se contractent avec facilité ; ils élèvent la chaleur locale et la transmettent aux parties adjacentes. Les fibres veineuses augmentent leur contractilité et la dilatation vasculaire qui en est la résultante logique : ces deux effets successifs activent la circulation et la chaleur de la partie massée d'abord, puis, progressivement celle des parties voisines et quelquefois de toute l'économie.

Ce résultat obtenu par l'effleurage est avantageux, soit qu'il reste ce qu'il est, soit que l'on veuille faire d'autres manœuvres sur la même région, ce qui est souvent de règle. Des manœuvres énergiques ne pourraient se faire convenablement en effet, si, préalablement on n'a pas donné aux plans superficiels l'élasticité nécessaire.

EFFLEURAGE SPIROÏDE

L'effleurage spiroïde se fait avec l'extrémité palmaire des doigts. Ce mouvement excite au début la sensibilité d'une façon très appréciable, et constitue ensuite un remède anesthésique par excellence. Il convient dans tous les cas où la douleur est vive et partout où la paresse des fibres domine.

L'effleurage spiroïde est sensiblement plus léger que l'effleurage rectiligne. J'ai pu de fait exercer maintes fois la première de ces manœuvres avec facilité sur des parties irritées et sensibles, alors que l'effleurage rectiligne le plus léger était mal supporté et réveillait la douleur.

EFFLEURAGE CONCENTRIQUE

L'effleurage concentrique est lui aussi un stimulant superficiel, un tonique de la peau. Il excite le système fibrillaire cutané et cause le réveil intra-cellulaire périphérique.

L'effet de l'effleurage varie non seulement d'après sa forme et son intensité, mais aussi selon les parties qui opèrent.

Ainsi, l'effleurage digital est un stimulant de la surface cutanée, l'effleurage palmaire est calmant. L'effleurage qui est pratiqué avec un doigt seulement, est plus stimulant que celui qui est fait avec deux ou trois doigts, et ainsi de suite. Celui qui s'effectue avec la pulpe de la première phalange, est encore plus excitant que le premier.

PRESSIONS

Qu'entend-on exactement par pressions ? C'est un terme assez vague, qui a été pris dans un sens général, et dont les variétés importantes et nombreuses doivent être distinguées dans la pratique.

Les pressions sont lentes et graduées ou fortes et rapides, superficielles ou profondes. Nous les avons divisées en deux catégories :

1° *Les pressions fixes.* — Ce sont des mouvements de compression pratiqués ordinairement avec les pouces sur des parties circonscrites (kyste), à l'effet de produire un déplacement de molécules ;

2° *Les pressions glissées.* — Celles-ci sont divisées elles-mêmes en plusieurs espèces, dont les principales sont : les pressions rectilignes, qui sont les plus communes, et les pressions curvilignes.

Les pressions rectilignes forment à leur tour deux subdivisions principales : 1° les pressions unies ; 2° les pressions pointillées.

Pressions unies. — Dans les pressions unies, on distingue les pressions longitudinales et les pressions transversales.

Les pressions longitudinales sont les pressions centripètes ordinaires que tout le monde connaît. Elles constituent un stimulant puissant de la fibre en général, et l'agent régulateur des circulations par excellence.

Pressions transversales. — Les pressions transversales se font de préférence autour des articulations, sur la région sacro-lombaire (fig. 4) et sur le dos. Elles ont surtout pour effet de dilater les vaisseaux et d'augmenter la chaleur des muscles. Aussi, ont-elles plutôt les caractères de l'effleurage.

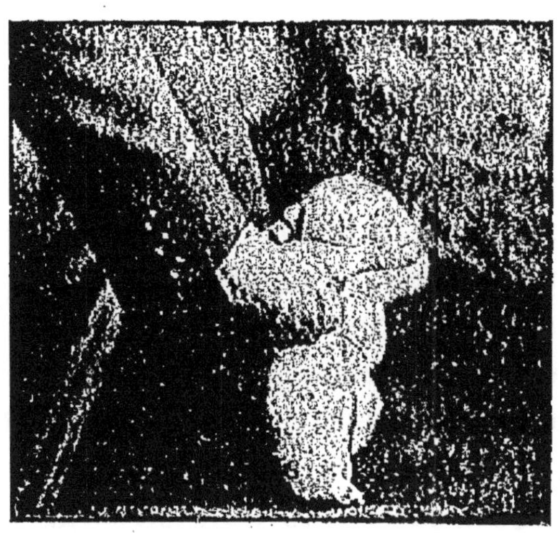

Fig. 4

Pressions pointillées. — Les pressions pointillées n'ont de neuf que le terme. Ce sont en réalité, des pressions faites avec les doigts ou la main sur le trajet des nerfs et des muscles principalement, en vue de les assouplir et de les stimuler. Elles consistent en des mouvements de pression vifs, saccadés, intermittents. Ces mouvements, en même temps qu'ils impriment aux muscles, aux nerfs une impulsion favorable à leur excitabilité, permettent le déplacement de la main ou du doigt. Ils ont de plus l'avantage de pétrir en quelque sorte la région et d'augmenter sa nutrition. On les emploie dans le massage de la face, du cou, des veines.

Les pressions pointillées diffèrent peu des vibrations glissées, dont il a été question à l'article Considérations générales, et ne sont même en réalité qu'une variation des premières.

Enfin, il est une autre sorte de pressions dont il n'a pas encore été question jusqu'ici, et qui méritent cependant une large mention : ce sont les pressions à poing fermé, comme on les appelle communément, les pressions en peigne pour d'aucuns, les pressions serrées de l'auteur.

Les pressions serrées peuvent se pratiquer de deux façons différentes : 1° avec la crête des phalanges, les doigts fermés et sur une même ligne ; 2° avec l'extrémité palmaire des doigts réunis d'une main ou des deux mains, suivant le cas.

Cette manœuvre est utilisée de préférence, nous dirons presque exclusivement, dans le massage des parties charnues, des grandes masses musculaires, comme les fesses, la cuisse, la paume de la main, la plante des pieds.

En ce qui concerne les pressions serrées sur la plante des pieds, nous devons dire que nous considérons celles-ci comme très utiles dans la paralysie, l'ataxie, la sciatique, en ce qu'elles provoquent l'action des nerfs plantaires et sophène interne et des muscles du membre, qui est d'un très bon effet (fig. 4).

Ces différentes variétés de pressions ont donc chacune une action spéciale et des modes d'emploi différents. Elles ne sont pas non plus également applicables à toutes les parties du corps. Ainsi, les pressions ordinaires, par exemple, ne pourraient se faire sans inconvénients sur certaines parties du visage, où les pressions curvilignes et les pressions pointillées réussissent parfaitement.

Les pressions, nous venons de le voir, constituent, par leurs nombreuses variétés d'application et surtout par l'importance de leurs effets thérapeutiques, une manœuvre de premier ordre. Toutefois, il faut éviter de faire des pressions trop fortes sur le creux épigastrique, les yeux, la gorge et partout où les gros vaisseaux sont superficiels.

PÉTRISSAGE

Le pétrissage s'emploie soit avant les pressions, soit avant ou après l'effleurage et même quelquefois seul, c'est-à-dire qu'il peut servir de base ou d'adjuvant au traitement kinésithérapique [1], qu'on me permette l'expression, selon le genre de maladie que l'on a à traiter et l'effet

1. Quoique le mot kinésithérapique ne signifie pas précisément massage, je me permettrai, pour éviter une trop longue répétition de mots, de l'employer ici quelquefois dans ce sens.

que l'on veut obtenir. On connaît le mécanisme du pétrissage. On presse plus ou moins les tissus, on les actionne par des mouvements tantôt droits, tantôt obliques, tantôt circulaires, de manière à stimuler l'activité des parties profondes.

Le pétrissage, en outre, exprime les tissus de même façon exactement qu'on exprime une éponge pour la débarrasser de l'eau dont elle est imprégnée. De ce fait, les liquides veineux et lymphatique sont refoulés vers le centre, les fibres musculaires et nerveuses deviennent plus extensibles, plus élastiques, les déchets gros et petits sont dilués et mis en contact avec des cellules plus minces et plus distendues, qui absorbent plus facilement, la tension artérielle est moindre, par suite d'une circulation capillaire meilleure.

L'action bienfaisante du pétrissage s'exerce donc principalement sur la peau, le tissu cellulaire, les lymphatiques et les muscles. Ces différents tissus deviennent manifestement plus actifs et plus souples, et leur nutrition est améliorée considérablement.

Le pétrissage est certes l'une des manœuvres les plus employées. Il peut se faire partout, même sur les surfaces osseuses, quoique son lieu de prédilection soit les muscles, car, dans n'importe quelle partie, on peut avoir à combattre des indurations, des épaississements, des dépôts, tous phénomènes susceptibles d'être modifiés avantageusement par ce moyen.

Au surplus, nous estimons que le pétrissage sur la surface des os (tibia) fait méthodiquement et progressivement à la manière d'une compression digitale très douce, dans les infiltrations du membre, est, avec l'effleurage et les pressions pointillées, la seule manœuvre possible et qui puisse produire un bon résultat.

La manière d'employer le pétrissage, toutefois, varie avec la région à traiter, l'état des parties et le but à atteindre.

<h3 style="text-align:center">ROTATION</h3>

La rotation, à notre avis, ne peut être considérée à bon droit comme une subdivision du pétrissage, malgré certaines analogies qui la rapprochent de celui-ci, et mérite d'être rangée parmi les manœuvres spéciales. La rotation, en effet, n'est pas appliquée sur les parties où se fait généralement le pétrissage, elle ne s'effectue pas d'après les mêmes principes et ne produit pas les mêmes effets. Voilà pourquoi nous en faisons une manœuvre séparée, une manœuvre principale à laquelle nous rattachons le sciage et le frôlement.

Mais d'abord, qu'est-ce que c'est que la rotation ? Pour éviter des erreurs trop faciles, il s'agirait avant tout de bien s'entendre sur ce point. Le mouvement rotatoire, dans cette manœuvre, doit-il être produit par les mains ou par le membre ? Voilà ce qu'il faut examiner de très près. Si l'on veut que le mouvement soit exécuté par les mains, comme l'admettent la plupart des auteurs, le terme perd incontestablement de sa valeur et la manœuvre aussi. La torsion des muscles (fig. 5) et les pressions transversales, en effet, la remplacent avantageusement. Si l'on veut au contraire qu'il soit pro

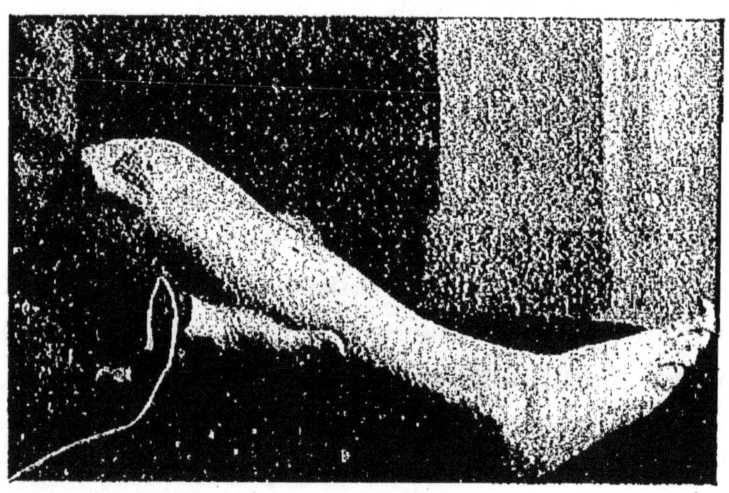

Fig. 5

duit par le membre, ce à quoi nous adhérons très volontiers, la rotation est alors réduite à sa plus simple expression.

Personnellement, je fais la rotation au niveau des articulations de l'extrémité inférieure des membres (tibio-tarsienne et radio-cubitale). Son action paraît se borner à modifier la circulation du membre et à assouplir les articulations.

SCIAGE

Le sciage — on peut facilement le constater — est un excitant local sérieux et un moteur puissant du calorique.

On pratique le sciage indifféremment avec le bord cubital de la main, ou avec un ou deux doigts, ou avec la crête des phalanges réunies, en faisant des mouvements de va-et-vient analogues à ceux d'une scie sur les parties relâchées. Il est appliqué de préférence au niveau des articulations, à la base des muscles, sur les tendons et les gros troncs nerveux (certaines parties du pied et de la main, le poignet, la nuque, etc.).

FRÔLEMENT

Le frôlement est composé de mouvements légers de va-et-vient d'un mécanisme analogue à celui du sciage ou bien disposés dans un sens seulement, et pareils aux mouvements exécutés sur les bords d'une guitare. Il est pratiqué avec un ou plusieurs doigts sur les tendons relâchés, en vue d'éveiller leur contractilité.

Nous nous servons quelquefois aussi de cette manœuvre pour exciter les terminaisons de certains nerfs cutanés et musculaires (paume de la main, plante des pieds, partie antérieure du bras, région hypogastrique), ce qui contracte les muscles de ces régions.

PINCEMENT

Le pincement consiste à saisir les muscles aux endroits les plus saillants, les plus accessibles, entre le pouce et les deux ou trois premiers doigts, puis à les tirer légèrement et à les relâcher ensuite, de manière à stimuler la motricité des nerfs qui les commandent.

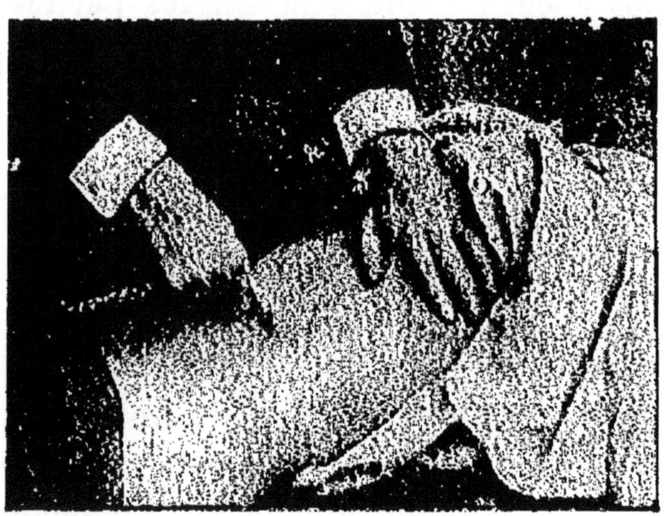

Fig. 5 bis.

On obtient souvent un bon effet du pincement, en opérant une série de tractions légères plus ou moins rapides. On en fait en moyenne quarante à cinquante par seconde.

On peut également pincer la peau dans l'atrophie et l'atonie musculaires, et pour relever
momentanément l'influx nerveux local ou général.

Nous employons souvent cette manœuvre
dans les maladies de l'abdomen, et la dyspnée,
la névralgie intercostale, soit pour stimuler la
peau du ventre ou de la région costale, soit
pour en augmenter l'élasticité, en vue de donner aux réflexes de ces régions plus d'ampleur
(fig. 5 *bis*).

En résumé, le pincement assouplit la peau,
combat les adhérences, et replace les fibres dé-
viées à leur emplacement normal. En même
temps, il favorise la nutrition des parties.

PERCUSSION

La percussion offre beaucoup de ressources
dans la pratique ordinaire du massage. C'est
l'une des manœuvres les plus simples et les plus
efficaces, nous voulons dire les plus actives.

Quatre mouvements principaux qui forment
des variétés de la percussion, se distinguent plus
particulièrement, ce sont : le tapotement simple,
le tapotement à poing fermé, le claquement, les
hachures.

TAPOTEMENT SIMPLE

On peut diviser le tapotement simple en deux mouvements très distincts : le tapotement direct ou immédiat et le tapotement sur appui ou médiat.

TAPOTEMENT DIRECT

Le tapotement direct se fait le plus souvent avec l'extrémité palmaire des doigts. Sa place est indiquée à la fin du massage.

L'effet du tapotement sur les muscles se traduit principalement par une contraction des fibres et une stimulation des nerfs qui les gouvernent. De ce fait, les vaisseaux correspondants se contractent et se dilatent successivement, la circulation devient plus rapide et les phénomènes de nutrition plus marqués.

TAPOTEMENT MÉDIAT

Le tapotement médiat appartenait seul jusqu'ici à l'auscultation. J'ai eu, le premier, l'idée de l'étendre au massage. Sans vouloir préjuger de son avenir thérapeutique, je crois que cette manœuvre obtiendra sous peu une place marquée dans la massothérapie et rendra de grands services.

On pratique le tapotement médiat avec un

doigt de la main gauche, l'indicateur ou le médian placé en partie sur le nerf que l'on veut intéresser (fig. 6). Ses effets sont rapides et in-

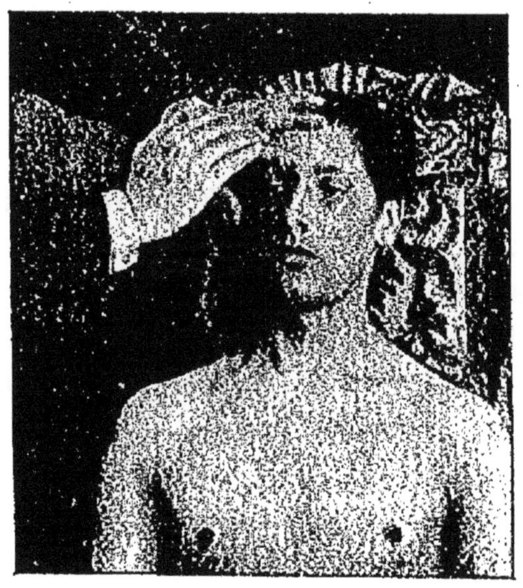

Fig. 6

discutables. Il semble propager surtout les vibrations en profondeur, à l'inverse du tapotement direct, qui transmet plutôt les vibrations dans le sens de la périphérie, et ce, pour le premier, sans irriter la peau, le ou les doigts intermédiaires servant à la protéger.

Le tapotement médiat produit de plus une sorte de pétrissage de la partie qui en est le siège et augmente ses fonctions nutritives.

J'ai employé plusieurs fois cette manœuvre avec succès dans l'otalgie et quelques névralgies de la face. Dans un cas de névralgie du frontal externe entre autres, j'ai pu par ce moyen, calmer la douleur intolérable qui en résultait, en moins de cinq minutes.

TAPOTEMENT A POING FERMÉ

Nous appliquons le tapotement à poing fermé avec le bord cubital de la main, les quatre derniers doigts fermés aux deux tiers environ, le pouce séparé des autres doigts, l'extrémité palmaire du petit doigt placée sur la face dorsale de la deuxième phalange de l'annulaire (fig. 7).

Tout le bord cubital de la main doit être employé comme on le voit, mais il faut avant tout que les muscles de l'avant-bras, du poignet et des doigts soient relâchés.

Malgré les éléments spéciaux qui la constituent et qui limitent son emploi en thérapeutique, cette manœuvre n'en a pas moins une valeur indiscutable dans des cas particuliers tels que ceux mentionnés plus loin. Elle a surtout le grand avantage de porter sur une large surface, et tout en n'éveillant pas trop la sensibilité cutanée, elle met en mouvement les fibres des organes sous-jacentes. On l'emploie très utilement dans les maladies chroniques des voies urinaires et des organes génitaux.

Le tapotement à air comprimé ou en creux est appliqué sur les parties musculaires saillantes.

La même manœuvre possède, au dire de quelques auteurs, une certaine valeur thérapeutique, — il engourdit la sensibilité dans les maladies de l'abdomen. Je ne l'ai encore pas, quant à moi, expérimenté à fond.

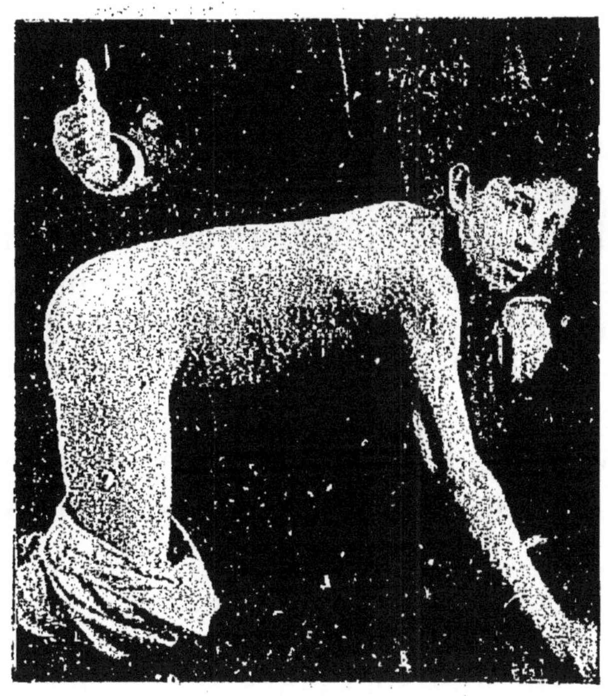

Fig. 7

Quoi qu'il en soit de cette manœuvre, j'estime qu'il faut être réservé touchant la percussion en général sur l'abdomen. Dans ma pratique, j'utilise les vibrations, de préférence à ce mode de traitement. J'emploie aussi quelquefois des mouvements alternatifs d'élévation et d'abaissement avec les doigts, pour contracter les fibres péri-

phériques. J'ai appelé cette manœuvre le tapotement digital. Elle peut s'appliquer également
avec profit sur le crâne, le front et la face dans
les névralgies, sur la gorge et l'épigastre dans
des cas déterminés.

CLAQUEMENT

Le claquement est formé de mouvements de
percussion très légers pratiqués sur les parties
sensibles (partie antérieure de l'avant-bras, région scapulaire, joues) avec la face palmaire ou
la face dorsale des doigts réunis, ou bien avec
un ou deux doigts seulement, à l'effet de contracter les fibres (fig. 8). C'est un stimulant précieux de l'activité des nerfs vaso-moteurs périphériques et de la contractilité des tendons.

HACHURES

Les hachures sont faites avec le bord cubital
de la main, les doigts allongés et joints. Elles
doivent être pratiquées de telle façon que les
muscles de l'éminence hypothénar seuls portent sur la peau.

L'action des hachures sur les muscles est plus
forte que celle du tapotement et produit des effets d'autant plus immédiats. Toutefois, ce mouvement, dont l'usage inconsidéré peut causer
des accidents, n'est réellement avantageux que

si l'opportunité de son emploi est en rapport
avec la mesure qu'on lui donne. Certes, il faut
employer les hachures, car leur utilisation raisonnée convient dans bien des cas, mais on ne
doit le faire j'entends, qu'avec connaissance de
cause. La première condition, celle à laquelle

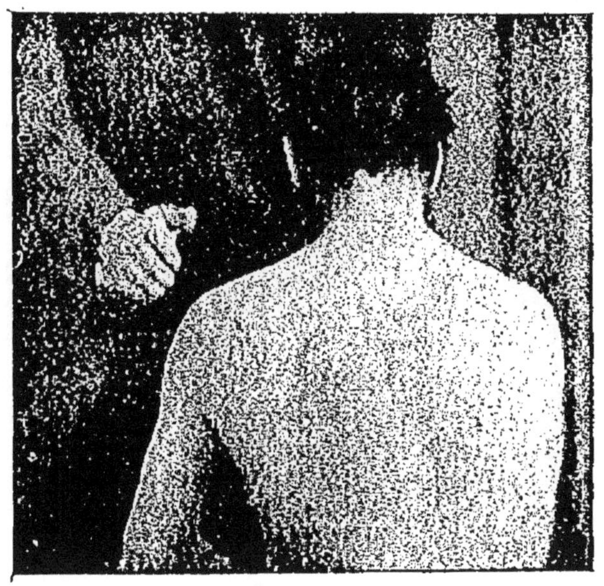

Fig. 8

elles sont subordonnées, c'est de ne les appliquer que sur des parties relâchées. Il n'en sera
pas fait sur la partie antérieure du tronc, la
face interne des membres et partout où les pressions énergiques sont contre-indiquées.

Par contre, les hachures modérées se pratiquent heureusement sur le dos à moins de
contre-indication spéciale, et sur certains mus-

cles longs tels que le trapèze, le grand dorsal,
le tendon d'Achille (fig. 9).

En résumé, la percussion est indiquée dans
l'atonie musculaire et nerveuse, les stases sanguines et toutes les fois qu'il est nécessaire de
débarrasser l'économie des matériaux de déchet
qui la gênent. Elle influe également sur l'activité

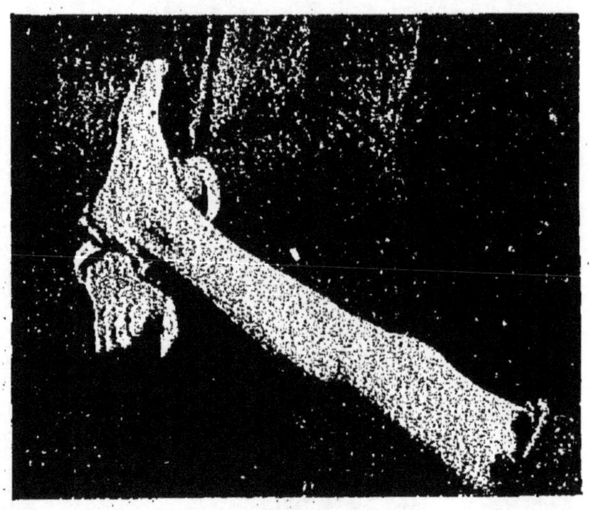

Fig. 9

des organes sous-jacents et augmente leur force
de cohésion. Il va sans dire que tous les mouvements de percussion doivent être souples. On
évitera avec soin de froisser les tissus sur lesquels ils s'appuient, et pour cela, il ne faudra pas
raidir les muscles des parties qui travaillent.

La percussion néanmoins, la percussion un
peu forte s'entend, doit être absolument proscrite
sur le dos chez les cardiaques, de même que sur

l'abdomen et les parties indiquées plus haut. Elle ne convient pas non plus dans les maladies aiguës et la plupart des maladies nerveuses. Les vibrations par tapotement digital, le trôlement, l'effleurage vibratoire, les pressions pointillées et le tapotement médiat qui sont pour la plupart des dérivés de la percussion, remplacent avantageusement celles-ci sur les parties indiquées plus haut.

VIBRATIONS

Tout fait supposer que le rôle des vibrations, déjà si grand et si apprécié en thérapeutique, va s'élargir encore d'avantage.

Les Drs Kellgren et Garnault qui se sont occupés spécialement de cette manœuvre, nous en ont bien décrit les lois fondamentales.

Georgi, dans son *Traité de kinésithérapie*, a parlé des bons résultats obtenus par « ses mouvements de tremble ». D'autres praticiens, par des procédés nouveaux plus ou moins pratiques [1] et sous des formes diverses, ont aussi appliqué les vibrations dans un grand nombre de maladies.

Les vibrations constituent au demeurant, une

---

1. Les appareils « dits vibrateurs » ne valent pas toujours les mains pour les vibrations. D'aucuns cependant sont utiles et pratiques. Celui dont Marfort nous a fait la description, mérite d'être expérimenté.

manœuvre relativement simple, quoique d'une
application parfois difficile ; elles sont en même
temps efficaces et inoffensives. Elles sont lentes
et légères ou fortes et suivies, irrégulières ou
cadencées. On peut les pratiquer de plusieurs
manières :

1° *Par pression directe.* — Les doigts ou la
main s'appuient sur le nerf et produisent, par
pression légère, des mouvements vibratoires plus
ou moins vifs.

Dans les vibrations, le ou les doigts ne doivent
pas trop s'appuyer sur le nerf que l'on veut intéresser ; c'est as-sez dire qu'il ne doit pas y avoir
de pression effec-tive et durable. Le doigt, après
avoir imprimé une secousse au nerf, doit laisser

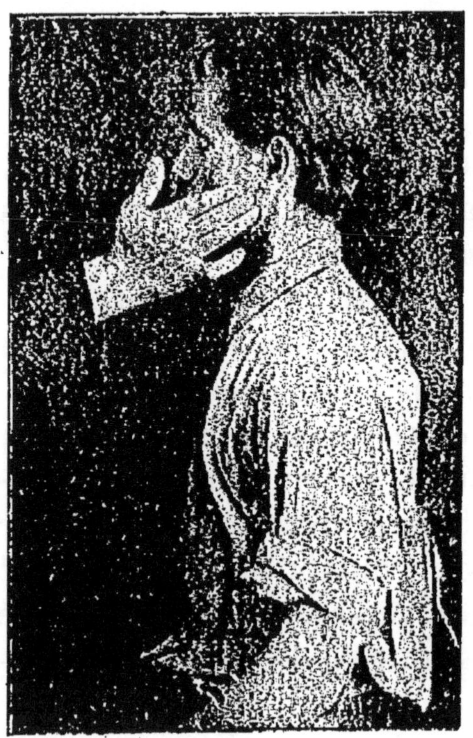

Fig. 10

à celui-ci toute sa liberté d'action, et pour
cela, il cessera un moment la pression, de façon
à ne point gêner son mouvement vibratoire.

Le doigt s'appuie de nouveau, dès que ce mouvement de transmission est achevé, c'est-à-dire après un intervalle d'un tiers de seconde environ.

Les vibrations par pression directe s'emploient fréquemment et avec succès en gynécologie et en ophtalmologie.

2° *Par percussion.* —Ce sont des tapotements légers effectués avec la pulpe des doigts sur un nerf, en vue de le stimuler, ou sur une partie quelconque du corps susceptible de transmettre les mouvements aux fibres nerveuses que l'on veut influencer (fig. 10).

Les vibrations par tapotement sont évidemment plus fortes, mais peut-être moins productives que les vibrations par pression. Les premières se pratiquent en général sur les muscles et sur les nerfs profonds, les secondes, de préférence sur les extrémités nerveuses périphériques.

3° *Par pincement.* —On pince un muscle à sa partie la plus saillante, la plus accessible, et on le relâche ensuite, de manière à produire des mouvements de contraction qui se transmettent aux parties qu'il relie et au nerf qui le tient sous sa dépendance.

4° *Par frôlement.* —Voyez ce mot à l'article rotation. Les vibrations par frôlement sont stimulantes et influencent les nerfs superficiels. Elles conviennent dans l'atonie nervo-musculaire, la faiblesse des vaso-moteurs périphériques, les maladies de l'abdomen.

Vibrations pointées. — Les vibrations pointées ont trouvé, elles aussi, des apologistes convaincus. Nous ne voulons pas définir ici le caractère propre, exclusif de cette manœuvre. Nous dirons seulement que malgré son emploi difficile et restreint en thérapeutique, elle peut être employée avec avantage dans des cas spéciaux, l'anthrax par exemple.

Les vibrations pointées consistent en des mouvements de pression légère exécutés avec la pulpe de la première phalange des doigts réunis en cercle autour d'un abcès circonscrit et près de son centre, laissant le milieu libre. Ces mouvements attirent le sang en cet endroit et y déterminent une fluxion, provoquant ainsi plus rapidement la formation du pus d'abord, c'est-à-dire la désagrégation des cellules décomposées, et leur élimination ensuite.

Effet des vibrations. — L'effet des vibrations varie suivant leurs caractères particuliers. Les vibrations superficielles et rapides sont stimulantes, les vibrations profondes et douces sont calmantes. Les premières produisent une vaso-constriction des vaisseaux périphériques et une vaso-dilatation du cœur et des gros vaisseaux ; les secondes obtiennent un effet contraire.

Cette action toni-vasculaire des vibrations superficielles, fait qu'on emploie souvent celles-ci dans les inflammations aiguës et subaiguës localisées, pour obtenir une déplétion veineuse et diminuer l'inflammation.

Dans les hémorragies utérines, ces mêmes vibrations, pratiquées pendant quarante ou cinquante secondes seulement, font cesser la rétractilité nerveuse et provoquent les contractions des vaisseaux périphériques qui refoulent le sang vers les centres veineux.

Rapides et prolongées (deux ou trois minutes), elles provoquent la rétraction nerveuse et l'hyperémie locale. Bien employée, cette dernière forme de vibrations rend de grands services dans l'hypertrophie, la faiblesse musculaire, la paralysie.

Les vibrations profondes et rapides sont franchement excitantes ; elles agissent sur les tissus profonds, sur les organes viscéraux dont elles activent la nutrition. Lentes et légères, au contraire, elles sont sédatives, absorbantes et éliminatrices ; elles abaissent la température locale ou générale suivant le cas, et diminuent la transpiration.

On emploie celles-ci notamment pour activer la désassimilation et provoquer la résorption des déchets pathologiques dans l'ascite, la diarrhée, l'asthme, la pleurésie.

Les vibrations sont plus ou moins fortes, selon qu'elles prennent leur origine dans l'articulation du poignet, du coude ou de l'épaule, ou pour mieux dire, selon que l'on fait intervenir, spécialement les muscles de l'avant-bras, du bras ou de l'épaule. Il est difficile, en effet, de concevoir les vibrations sans une intervention quelconque des muscles de l'avant-bras tout au moins.

Les vibrations, pour lesquelles on met en action les muscles du bras et de l'épaule, sont très fortes et fatigantes, si on les prolonge. Celles qui partent plus particulièrement du poignet et de l'avant-bras sont plus lentes et plus légères, mais plus régulières.

Les vibrations bien exécutées — je l'ai constaté maintes fois — peuvent répercuter sur des organes très éloignés des parties qui en sont le siège. C'est ainsi que les vibrations de l'abdomen produisent, par action réflexe, et directement par l'intermédiaire du pneumogastrique, des mouvements variables dans les organes thoraciques ; elles calment ou réveillent la sensibilité de ces parties, selon leur qualité, leur intensité et trouvent leur écho jusque dans la tête. On peut donc — c'est l'induction simple et logique qui s'en dégage — modifier certains troubles de ces parties, en exerçant des vibrations sur l'abdomen.

Siège des vibrations.—Les vibrations des nerfs sensitifs se pratiquent de préférence sur leur extrémité périphérique. C'est là en effet que réside la plus grande sensibilité du nerf, vu que

l'élément fibreux y domine, et c'est de là en outre que part le fluide nerveux régénérateur.

Les vibrations des nerfs moteurs s'exécutent
à leur extrémité centrale. Elles produisent la
contraction des muscles de qui ils dépendent.
Toutefois, les vibrations trouvent partout des
agents de transmission qui portent leur action :
les vaisseaux, les tendons, les muscles. Il y a
plus encore. Les os, les cartilages extérieurs mêmes peuvent être le siège de vibrations par tapotement : ils transmettent aux. nerfs qui les
rattachent les vibrations. Tels sont en particulier les os du crâne et de la face, les parties
cartilagineuses du nez et de l'oreille, les dernières côtes sternales, l'os hyoïde, l'appendice
xiphoïde.

Durée des vibrations. — La durée des vibrations est en raison de leur intensité, de leur
fréquence, de la région où elles sont faites et de
la forme de la maladie. En outre, les modifications apportées dans leur exécution font varier
nécessairement et proportionnellement leur action. Aucune règle ne peut donc être établie péremptoirement à ce sujet.

Les mêmes réserves s'imposent en ce qui concerne leur fréquence. On en fait de 1 à 4 par
seconde, dans les cas ordinaires, de 4 à 6 dans
des cas spéciaux, et de 6 à 8 exceptionnellement.
Les premières sont sédatives ; elles sont en général continues et prolongées ; les autres sont

excitantes ; elles doivent être légères, intermittentes et de courte durée.

En terminant, nous ferons observer que dans
l'état chronique des maladies en général, excepté
sur certaines parties du corps qui sont pour elles des lieux de prédilection, les vibrations ne
sont réellement efficaces que si elles sont prolongées. Encore faut-il savoir les appliquer. Leur
effet est plus certain, si on les fait précéder du
tapotement ou des hachures.

GYMNASTIQUE MÉDICALE

La gymnastique médicale, dont l'histoire remonte au moins jusqu'à Hérodicus [1], a été si souvent l'objet de descriptions complètes et détaillées, que nous ne croyons pas devoir nous livrer ici à un travail minutieux de ce genre. Nous nous bornerons donc pour le moment, à mentionner seulement ceux des mouvements déjà connus qui nous paraissent les plus utiles, c'est-à-dire, dont l'action physiologique a été suffisamment démontrée. Mais ces mouvements, même ainsi réduits, sont nombreux, comme on va le voir, et constituent tant par leur nombre que par leur action, un système thérapeutique des plus importants.

Nous présentons en outre deux mouvements nouveaux, que nous employons dans notre pratique avec grand profit, et quelques exercices modifiés, dont l'utilité est incontestable.

[1]. Disciple et contemporain d'Hippocrate, Hérodicus fut un des premiers qui appliqua la gymnastique au traitement des maladies.

4

L'effet des mouvements de gymnastique est en raison de leur fréquence, de leur intensité et suivant qu'ils sont passifs ou actifs, contrariés, ou non contrariés. Il faut tenir compte également de l'âge et des forces du sujet, de l'état de vacuité ou de plénitude de son estomac, de la station qu'il prendra, de la température du milieu, du but à atteindre.

En général, la station debout est favorable à l'exécution de la plupart des mouvements actifs, et la station assise au couchée convient surtout lorsqu'il y a lieu de produire une simple dérivation à l'aide de mouvements passifs. Il ressort de là notamment que le but à atteindre sert de pivot à toutes ces indications.

TECHNIQUE ET PHYSIOLOGIE DE LA GYMNASTIQUE MÉDICALE

La gymnastique médicale contemporaine, que le génie organisateur de Ling a formée et que les études approfondies des Drs Lagrange et Reibmayr ont perfectionnée, comprend :

1° Des mouvements de flexion, d'extension, de torsion et de rotation que le masseur fait exécuter et qu'on appelle des mouvements passifs. C'est généralement par là que l'on commence la série des exercices.

Les mouvements passifs portent principalement leur effet sur les articulations et sur les muscles qu'ils assouplissent. L'action des mouvements passifs se fait également sentir sur l'appareil nerveux sensitif, sur la peau, les capillaires, les veines, les lymphatiques : ce sont des mouvements absorbants, dérivatifs et calmants, c'est-à-dire désassimilateurs.

2º Des mouvements actifs, qui sont exécutés par le sujet lui-même, et qui consistent en des mouvements de flexion, d'extension, de torsion et de rotation, dans le but d'influer sur la circulation ou d'intéresser certains nerfs ou certains muscles.

Les mouvements actifs accélèrent la circulation : ils agissent encore sur l'influx nerveux et produisent, dans la nutrition des organes, une augmentation d'activité, d'où leurs qualités d'assimilation par excellence. Ils sont spécialement indiqués dans l'anémie, la paralysie, les troubles de la nutrition.

3º Des mouvements actifs contrariés ou mouvements à résistance, qui sont exécutés soit par l'opérateur contre une résistance du malade, soit par le malade contre une résistance de l'opérateur. L'action de ces mouvements est celle des mouvements actifs ordinaires, mais plus énergique.

Mouvements passifs. — En général les mouvements passifs sont faciles à exécuter. Leur action est plus lente et moins appréciable que celle des mouvements actifs, mais elle est plus effective et plus durable. Ils peuvent aussi être répétés plus souvent. Ils conviennent particulièrement aux personnes faibles, nerveuses ou cardiaques.

Mouvements actifs. — Les mouvements actifs sont assimilateurs ; leur effet est prompt, immédiat, mais on peut moins facilement mesurer leur action. Ils fatiguent toujours les malades affaiblis ou qui en abusent. On doit les pratiquer sans brusquerie. Ils doivent être amples et progressifs. Chaque mouvement doit être accompagné d'une inspiration et suivie d'une petite faute. Une faute plus grande et deux ou trois inspirations sont nécessaires après chaque mouvement répété plusieurs fois de suite.

Mouvements à résistance. — Les mouvements à résistance ou mouvements contrariés sont plus actifs que les précédents, mais leur application exige plus de soin. On ne doit les employer qu'en toute connaissance de cause. Il doivent être exécutés lentement et progressivement. La résistance doit être faible au début et doit cesser avant que le mouvement soit terminé. Leur nombre sera limité.

Quoique l'action des mouvements actifs contrariés soit d'un grand prix dans tous les cas où il est nécessaire de porter à un haut degré la tension musculaire, nous nous occuperons ici seulement des mouvements passifs et des mouvements actifs proprement dits.

GYMNASTIQUE DE LA TÊTE

Les mouvements passifs de la tête assouplissent les muscles du cou, les articulations des vertèbres cervicales et décongestionnent l'encéphale.

Les mouvements actifs fortifient les muscles de la face, du cou et de la nuque.

1° Inclination de la tête à droite et à gauche ;

2° Inclination de la tête en avant à droite et en arrière à gauche, et vice-versa ;

3° Inclination de la tête en avant et en arrière ;

4° Rotation de la tête à droite et à gauche ;

5° Circumduction de la tête à droite et à gauche.

L'inclination de la tête, comme mouvement actif, convient dans les névralgies des nerfs cervicaux, certains troubles oculaires, les déviations cervicales, le rhumatisme des muscles du cou.

La rotation passive se fait avec la main droite sur le front et la main gauche derrière la nuque.

Elle produit un effet dérivatif dans les inflammations des yeux et de la gorge, les afflux de sang à la tête.

La rotation active ou passive peut aussi être considérée comme un très bon mouvement respiratoire dans la dyspnée spasmodique et l'asthme.

D'autres parties de la tête (les yeux, la mâchoire inférieure) peuvent être le siège de mouvements rationnels qui modifient leur nutrition.

Les mouvements actifs des yeux notamment [1] (élévation et abaissement, projection à droite et à gauche, rotation) influent sur la résolution de certains états pathologiques tels que le blépharoptose, le strabisme, le larmoiement et de quelques inflammations chroniques (ophtalmie, conjonctivite).

GYMNASTIQUE DES BRAS

La gymnastique passive des bras assouplit les articulations des bras et produit une dérivation sur la tête, le bassin et l'abdomen.

Les mouvements actifs augmentent l'activité des muscles des épaules et des côtes, en même temps qu'ils favorisent la respiration.

MOUVEMENTS DES DOIGTS

1º Flexion et extension des doigts ;
2º Mouvements d'élongation ;

1. La gymnastique oculaire appliquée à la correction de certains états pathologiques, notamment de ceux où la fibre prédomine et employée comme complément du massage, est présentée par l'auteur comme une méthode qu'il croit inédite et a été expérimentée par lui dans des cas nombreux qui ont démontré clairement sa valeur thérapeutique.

3° Abduction et adduction des doigts ou mouvements d'écartement.

Ces mouvements servent utilement dans les rétractions des tendons des doigts et de l'aponévrose palmaire, la raideur des articulations phalangiennes et des muscles de l'avant-bras, les ankyloses des doigts.

MOUVEMENTS DE LA MAIN

1° Flexion en avant et en arrière;

2° Abduction et adduction de la main;

3° Mouvement de la main en forme de huit;

4° Circumduction de la main à droite et à gauche.

Les mouvements de la main agissent favorablement dans l'entorse et les raideurs de l'articulation du poignet, les fractures du carpe et de l'avant-bras.

Pour les mouvements passifs du poignet, dans les fractures de l'extrémité inférieure du radius et du cubitus, la main gauche doit fixer l'extrémité inférieure de ces os, et le pouce doit se trouver en bas et le plus près possible de celui de la main droite.

MOUVEMENTS ACTIFS DES BRAS

1° *Élévation latérale des bras* (fig. 11). — C'est un excellent moyen respiratoire. Il intéresse particulièrement les muscles des épaules et des côtes et s'emploie également dans les fractures de l'humérus et de la clavicule. Convient surtout aux personnes faibles et aux convalescents.

2° *Élévation horizontale et abaissement latéral.* — Il est employé pour assouplir les muscles de l'épaule et du thorax, faciliter la circulation pulmonaire et l'acte respiratoire.

3° *Élévation verticale des bras et abaissement latéral.* — Est beaucoup plus actif que les deux précédents. Il accélère la circulation pulmonaire et congestionne la tête. A répéter cinq ou six fois seulement.

4° *Projection des bras en avant et en arrière.* — Agit sur les muscles grand pectoral, sus et sous-épineux, petit rond et grand rond. C'est un mouvement respiratoire de premier ordre.

5° *Écartement des bras, les deux poings étant placés sur la poitrine.* — Stimulant tonique des muscles extenseurs et adducteurs des bras, il développe les pectoraux, facilite la circulation thoracique et la respiration. C'est en outre un mouvement parfait dans les fractures de la clavicule et de l'extrémité supérieure de l'humérus. Il convient surtout aux personnes faibles et aux enfants.

6° *Projection alternative des bras en haut et en bas.* — Le malade étant debout, les bras allongés latéralement à hauteur des épaules, il

élève verticalement un bras et abaisse en même
temps l'autre.

Ce mouvement assouplit l'articulation de l'é-
paule en même temps qu'il fortifie les muscles

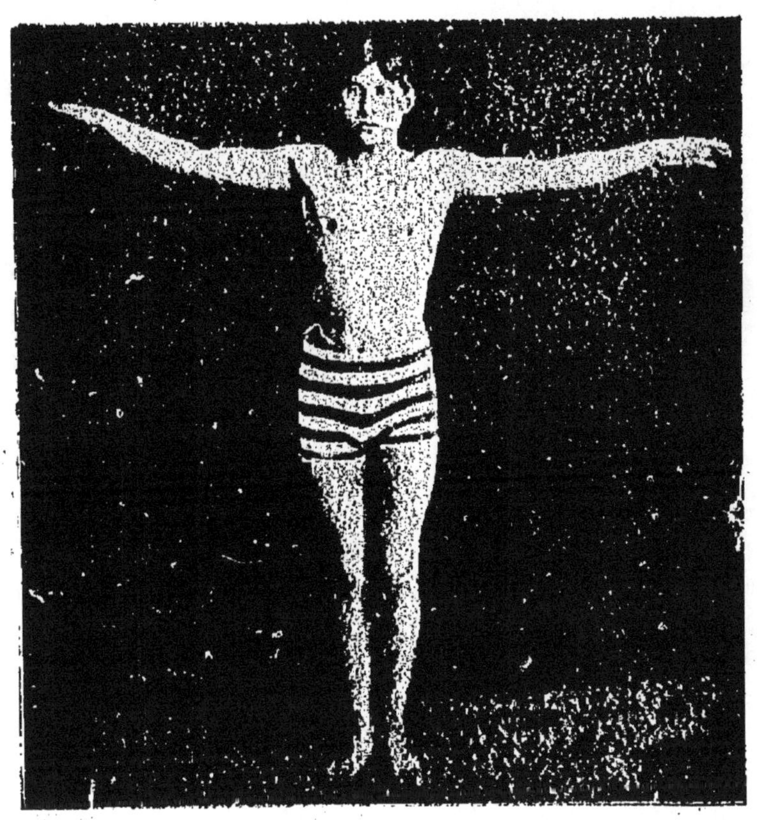

Fig. 11

qui la recouvrent, particulièrement ceux de la
partie postérieure.

7° *Mouvement de scie.* — Le mouvement de scie
peut se faire avec l'une ou l'autre main, avec les
deux au besoin. C'est un exercice très efficace

pour fortifier les muscles du bras et de la cage thoracique.

8° *Pronation et supination, les bras étendus en croix.* — Assouplit les articulations du poignet et du coude, fortifie les muscles du bras et dégage le thorax.

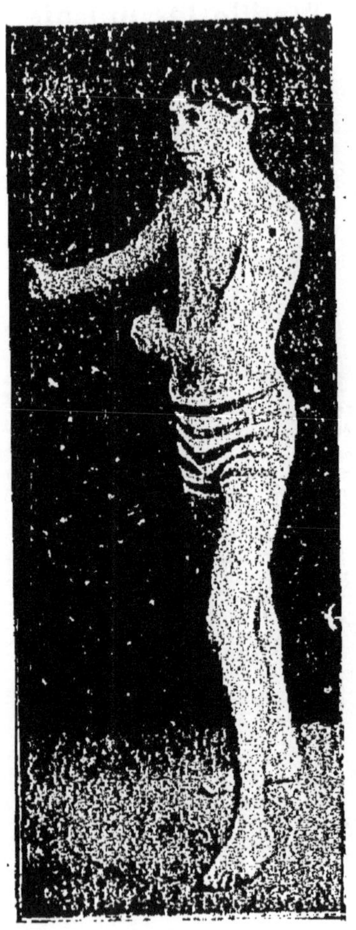

Fig. 12

9° *Mouvement du faucheur* (fig. 12). — Ce mouvement met en action les muscles de tout le corps et principalement des bras, de la poitrine et de l'abdomen. Il est précieux contre la dyspepsie atonique, la constipation opiniâtre et la paresse des organes urinaires.

10° *Rotation des bras en haut.* — Le bras élevé verticalement au-dessus de la tête, décrit un cercle de 40 à 60 centimètres de rayon de dedans en dehors et de dehors en dedans.

Cet exercice peut être considéré comme un excellent moyen pour assouplir l'articulation de l'épaule et les muscles qui l'entourent. Il congestionne un peu la tête.

11° *Rotation latérale des bras.* — Le sujet porte ses bras de gauche à droite et d'avant en arrière, avec une intensité variable, et leur fait décrire un cercle de 40 à 50 centimètres de rayon, en aspirant pendant que la main s'éloigne du corps, et en expirant pendant quelle s'en rapproche.

Ce mouvement convient dans la périarthrite de l'épaule, le rhumatisme, les fractures de la clavicule.

12° *Haussement d'épaule.* — Il assouplit les articulations scapulo-humérale et de la clavicule, dégage le thorax et facilite la respiration.

13° *Projection des bras en haut.* — Se fait dans la raideur de l'articulation de l'épaule, les névralgies intercostales, les adhérences pleurales. Le malade aspire pendant le mouvement d'élévation des bras et expire pendant le mouvement d'abaissement. Cet exercice, toutefois, congestionne la tête.

14° *Circumduction des bras.* — Se fait principalement dans les raideurs de l'articulation de l'épaule et des muscles qui s'y insèrent, les névralgies du bras, le rhumatisme de ces régions.

GYMNASTIQUE DU TRONC

Les mouvements passifs du tronc assouplissent un grand nombre de muscles et agissent particulièrement sur la circulation pulmonaire.

Les mouvements actifs favorisent l'assimilation des muscles et augmentent la circulation des reins, de la cavité abdominale et du bassin.

1° Tension de la poitrine ou des côtes dans le décubitus dorsal. — L'opérateur passe ses mains dans le dos et soulève le tronc en imprimant des secousses. Ce mouvement est très utile dans tous les cas de gêne respiratoire.

2° Balancement du tronc en avant et en ar-

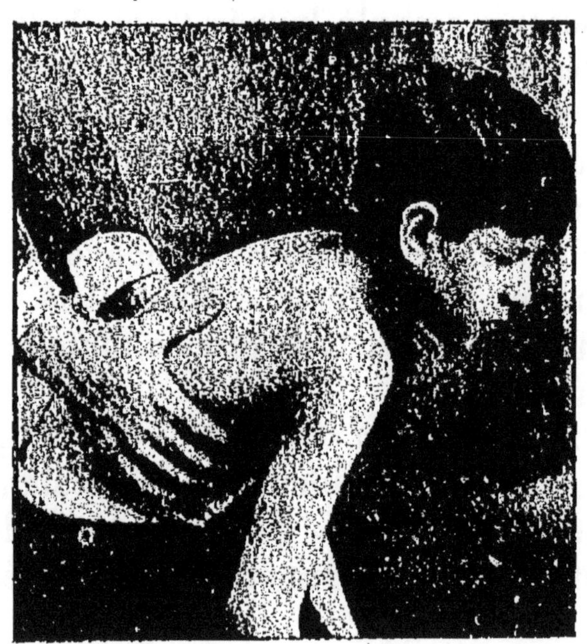

Fig. 13

rière assis avec demi-extension et flexion (fig. 13). — Le malade étant assis sur une chaise, le corps droit, les avant-bras fléchis et les coudes à hauteur des épaules, l'opérateur, placé derrière lui, passe ses mains sous les bras près des épaules et imprime au corps des mouvements de balancement en avant et en arrière. Le malade fera son aspiration pendant le mouvement en avant et son expiration en arrière. On répète environ huit à dix fois de suite. Contre l'hyperémie de la tête et du poumon, la dyspnée et les battements cardiaques.

3° *Flexion du tronc en avant et en arrière, mouvement actif.* — Il intéresse les articulations des vertèbres dorsales et lombaires et les muscles de la région, stimule aussi l'activité des pectoraux et de la paroi abdominale. Est indiqué particulièrement dans le lumbago et, avec la rotation, dans la diaphragdymie.

4° *Flexion bilatérale du tronc avec élévation verticale du bras côté opposé à la flexion* (fig. 14). — Cet exercice est passif ou actif. Le malade étant debout et la main du côté de la flexion sur la hanche correspondante, il incline le corps de ce côté et élève en même temps le bras du côté opposé, en faisant une inspiration profonde, puis il redresse le corps et abaisse le bras en faisant son expiration. La vitesse de ce mouvement est proportionnée au but à atteindre. Il influence particulièrement les muscles des parties latérales du tronc. Il augmente aussi l'action des reins et des organes du bassin, développe la cage thoracique et corrige la scoliose. Enfin, il sert au besoin dans les accidents pleurétiques et les névralgies intercostales.

5° *Torsion ou mouvement semi-circulaire du tronc à droite et à gauche.* — Pour la torsion du tronc, le malade aura les mains derrière le dos ou sur la poitrine, ou à la nuque, ou allongées le long du corps, suivant qu'elle est active ou passive et suivant le cas.

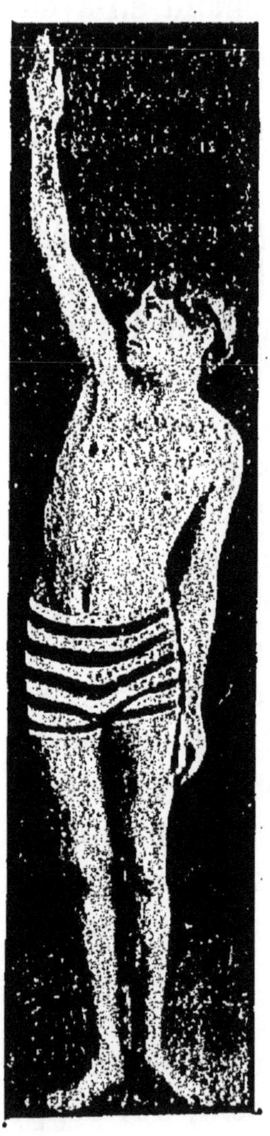

Fig. 14

Ce mouvement agit sur la circulation abdominale, les muscles lombaires et l'articulation sacro-vertébrale. Pratiqué contre résistance, il congestionne le bassin et contracte les muscles des régions déjà nommées.

6° *Torsion du tronc à droite et à gauche, les bras étendus en croix.*

Le sujet étant debout, les pieds à 40 centimètres l'un de l'autre et sur la même ligne, il tourne le tronc à droite et à gauche, les bras suivant le mouvement. C'est un très bon mouvement respiratoire. Il assouplit notablement les muscles de la cage thoracique et spécialement les régions scapulaire et dorsale.

7° *Flexion du corps en avant avec projection des bras en arrière.* — Le sujet étant debout, les pieds en équerre, il penche le corps en avant, la tête élevée le plus possible et porte en même temps les deux bras en arrière. Cet exercice fortifie les muscles dorsaux et les pectoraux. Il ne doit pas être répété trop souvent.

8° *Redressement droit ou oblique du tronc dans le décubitus dorsal.* — Employé dans la constipation, le lumbago, la sciatique, la scoliose et les descentes de l'utérus.

9° *Redressement du tronc dans le décubitus ventral.* — Il actionne les muscles de tout le corps et active la circulation générale. On l'emploie surtout dans les affections chroniques des organes génitaux et pour fortifier les parois abdominales.

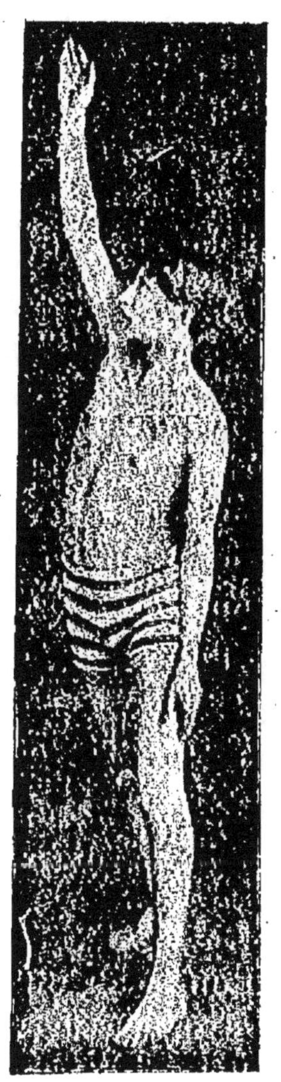

Fig. 15

Cet exercice toutefois est très fatigant et doit être pratiqué avec prudence.

10° *Soulèvement du tronc dans le décubitus latéral.* — L'activité des muscles du dos, des régions lombaire et costale du côté opposé au soulèvement est stimulée. C'est un correctif ordinaire de la déviation du rachis, mais il est très fatigant.

Ces trois derniers mouvements doivent être absolument proscrits dans tous les cas de complications cardiaques et chez les enfants débiles.

11° *Flexion bilatérale du tronc avec élévation verticale du bras et tension de la jambe en arrière du côté en extension, et bras tombant avec inclination de la tête du côté flexion* (fig. 15). — La flexion du tronc, l'inclination de la tête, le mouvement du bras et celui de la jambe doivent se faire en même temps; pour le second temps, on opère exactement de la même façon. Ce mouvement est très efficace dans la scoliose. Il se recommande aussi dans les maladies de la plèvre et du poumon, le lumbago et la sciatique.

GYMNASTIQUE DES JAMBES

La gymnastique des jambes agit sur la circulation locale ou générale, selon qu'elle est active ou passive. La plupart des mouvements actifs des jambes combattent la constipation et stimulent l'activité des organes urinaires.

MOUVEMENT DES PIEDS

1° *Flexion et extension du pied ;*

2° *Abduction et adduction du pied ;*

3° *Rotation du pied.*

Ces mouvements s'emploient utilement dans les entorses, les luxations, les fractures de la jambe. La rotation produit en outre un effet dérivatif dans l'hyperémie des organes thoraciques et du bassin.

Nous ferons remarquer cependant, que la rotation ne doit pas être pratiquée trop tôt dans les luxations et qu'on doit la faire avec modération. Enfin, dans les fractures malléolaires, les doigts de la main gauche, pour la rotation du pied, doivent recouvrir entièrement les malléoles, afin d'éviter tout accident fâcheux.

4° *Elévation sur la pointe des pieds.*

Fortifie les muscles extenseurs des jambes et convient dans la paralysie, le rhumatisme, la sciatique.

Il faut éviter ce mouvement dans les varices des membres inférieurs.

5° *Abduction et adduction des jambes.*

Il agit particulièrement sur les muscles fessiers et de la cuisse. Convient surtout dans la sciatique.

6° Projection de la jambe en avant et en arrière.

Agit sur les muscles de la jambe et de la région sacro-lombaire ; il accélère aussi la circulation du bassin et de la cavité abdominale. On l'emploie dans l'aménorrhée, la sciatique et la constipation.

7° *Balancement de la jambe en avant et en arrière.*

Produit à peu près le même effet que le précédent.

8° *Torsion de la jambe en dedans et en dehors.*

Se fait principalement dans les roideurs articulaires et le rhumatisme. Elle doit être pratiquée avec modération.

9° *Circumduction de la jambe.*

Est employée dans les affections de la hanche et des muscles avoisinants. Convient dans la constipation et les troubles menstruels.

10° *Soulèvement de la jambe ou extension forcée dans le décubitus dorsal. Mouvement catif ou passif.* — C'est un moyen des plus efficaces contre la constipation. Il agit sur le releveur de l'anus, congestionne le bassin et active la circulation du membre. Il ne convient pas

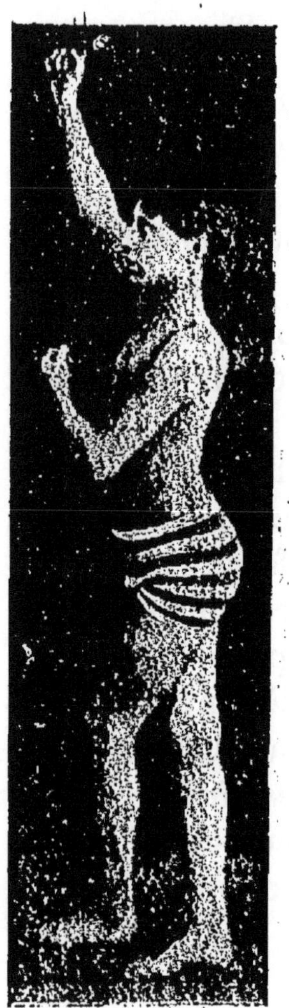

Fig. 16

toutefois dans le cas de complications variqueuses.

Pour les malades affaiblis et les enfants débiles qui ne pourraient exécuter com-
modément certains mouvements actifs que nous avons indiqués, nous conseillons des mouvements plus légers, mesurés à leurs forces. Ces mouve-
ments, qui ne sont autres que des mouvements actifs incom-
plets, fortifient les mus-
cles du sujet sans les fatiguer et amènent progressivement celui-
ci à exécuter des mou-
vements plus difficiles.

Nous donnons quel-
ques exemples :

1° Semi-flexion laté-

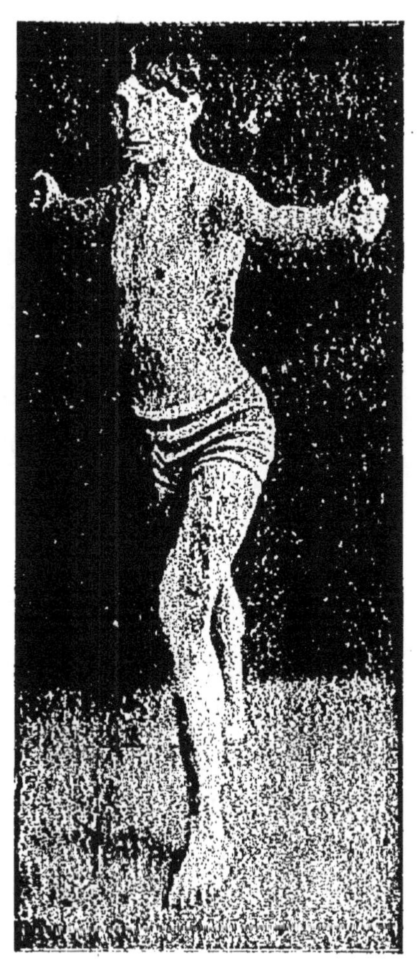

Fig. 17

rale du tronc avec semi-élévation verticale du
bras du côté opposé à la flexion.

NOTA. — Dans les figures 16 et 17 les mains devraient
être ouvertes et non pas fermées.

Le sujet aspire profondément pendant le mouvement de flexion et expire lentement pendant le mouvement de redressement. C'est un exercice respiratoire parfait et qui peut être exécuté par les malades les plus faibles. On amplifie graduellement le mouvement jusqu'à l'exécuter en entier.

2° Semi-flexion du tronc en arrière avec respiration profonde comme dans l'exercice précédent.

D'autres mouvements actifs des bras, des jambes et du tronc peuvent être modifiés de la même façon.

RÈGLES GÉNÉRALES

Rarement le massage se fait à sec. Le glissement des doigts sur la peau est assez difficile sans l'aide d'un corps gras, même pour les plus souples et les mieux exercés.

L'emploi d'un lubrifiant est surtout avantageux lorsque la peau est recouverte de poils, humide, rugueuse ou irritée.

Quant à la substance à utiliser pour ce travail, elle diffère suivant le besoin et selon les opinions. D'aucuns emploient la vaseline, d'autres, la glycérine ou l'huile camphrée. La poudre de talc est aussi communément employée dans les cas énoncés plus haut, et peut même remplacer les corps gras de toute espèce.

C'est ce dernier produit que j'emploie de préférence, quant à moi, pour la plupart des massages à l'extérieur même chez les enfants.

J'ai dit la plupart, pas tous. En effet, chez les personnes dont le système pileux est très développé, notamment sur la poitrine, l'avant-bras, la jambe et d'une façon générale pour le massage profond de la face, de la gorge, du pli des articulations, il vaut mieux se servir de glycérine.

Peut-être même, dans les fractures au début et autres affections dans lesquelles il faut ménager les téguments, éviter la trop forte pression par arrêt brusque des doigts, les tiraillements et les froissements des tissus, ce dernier lubrifiant est-il ce qu'il y a de mieux ? Enfin, l'usage de substances médicamenteuses actives peut être admis,— nous ne le croyons pas indispensable — dans le traitement de maladies spéciales telles que la goutte, les taches de la cornée, la conjonctivite granuleuse.

PRÉCAUTIONS A PRENDRE

Dans l'intérêt du malade et pour faciliter sa guérison, il convient de prendre certaines précautions utiles avant le massage, pendant et après. Ces précautions sont d'ordre général ou particulier suivant les besoins.

Celles que l'on prend avant le massage ont

trait généralement à la position à donner aux parties à traiter. D'autres concernent spécialement les conditions dans lesquelles doivent se trouver certains organes avant l'opération. C'est ainsi que l'on fait vider la vessie avant de commencer le massage de l'abdomen, de même que l'on n'agit pas immédiatement après le repas, sans prendre des ménagements sérieux.

La position à faire prendre au sujet pour la pratique du massage, est certainement une des conditions les plus essentielles au point de vue de la bonne exécution des manœuvres et de leur effet. Il n'est donc pas indifférent que le malade soit debout ou couché ou assis pour cette opération. Telle manœuvre, en effet, ne peut s'effectuer convenablement que dans telle position, et telle autre ne produit d'effet certain que si elle est faite dans des conditions déterminées. C'est à l'opérateur à apprécier avant tout les conditions dans lesquelles doit se faire ce travail et à ne pas les négliger.

L'idée de pratiquer le massage par-dessus un linge (parasexus) chez la femme, ne nous paraît vraiment pas sérieuse. On ne comprend pas que des esprits avisés aient pu prendre en considération cette manière d'opérer.

Nul doute qu'un massage fait dans ces conditions, ne convienne ni à la patiente, ni à l'opérateur.

MALADIES TRAITÉES PAR LE MASSAGE

Le massage est employé avec succès dans un grand nombre d'affections articulaires et des muscles, la plupart des troubles de la circulation et des systèmes nerveux et lymphatique, etc. Il est utilisé avec profit toutes les fois qu'il s'agit de remettre en état l'innervation générale ou de rétablir la marche du courant sanguin et d'activer la nutrition des organes. Bon nombre de maladies des organes digestifs et des voies respiratoires qui, il y a quelques années seulement semblaient réfractaires à tout traitement manuel, sont maintenant guéries ou fortement améliorées par le massage. Il en est de même de quelques affections de l'appareil génital de la femme qui sont pour ainsi dire sous sa dépendance directe.

Par contre, le massage ne convient pas dans la plupart des maladies aiguës, les inflammations suraiguës, les infections localisées, certaines lésions organiques, les maladies infectieuses graves, et, à part quelques exceptions, les maladies de la peau.

Nous ajoutons à la nomenclature des maladies traitées par le massage, à titre provisoire du moins, et jusqu'à pleine vérification du fait, trois maladies des plus intéressantes, la commotion cérébrale, l'éclampsie et le choléra sur le traitement desquelles nous n'avons pu faire jusqu'ici que des hypothèses : le temps et l'expérimentation vérifieront.

MALADIES DES ARTICULATIONS

ENTORSE

L'entorse est la distension forcée d'une articulation par suite d'un mouvement exagéré. Elle peut produire des accidents ligamenteux, depuis le simple tiraillement jusqu'à l'arrachement, des accidents vasculaires, tendineux, osseux, intra-articulaires.

L'entorse des articulations du carpe, du tarse et des phalanges, outre qu'elle est peu fréquente, ne présente pour ainsi dire aucun intérêt pour l'opérateur, aussi, les passerons-nous sous silence. Le massage des articulations de l'épaule et de la hanche sera décrit aux articles luxation de l'épaule et coxalgie. L'opératoire, dans l'entorse de ces parties, diffère réellement peu, d'ailleurs, de celle que nous donnons plus loin. Nous nous occuperons donc ici spécialement de l'entorse du pied, du genou, du coude, du poignet et du pouce qui sont les plus communes.

ENTORSE DU PIED

L'entorse du pied se produit le plus souvent à l'articulation tibio-tarsienne : l'entorse externe paraît moins fréquente. Cependant, les deux existent souvent en même temps. Dans les nombreuses entorses que j'ai eu l'occasion de traiter, j'ai constaté en effet, que le côté opposé à l'entorse principale était presque toujours lui aussi plus ou moins éprouvé.

Le traitement de l'entorse par le massage a donné lieu jusqu'ici à bien des controverses. D'aucuns ont contesté l'opportunité des manœuvres énergiques faites immédiatement sur l'articulation malade, et ont conseillé les mouvements doux, lents et progressifs. D'autres, au contraire, ont préconisé les mouvements prompts, énergiques, immédiats. Cette dernière opinion a prévalu. Toutefois, notre avis est que l'on ne doit négliger la douleur dans aucun cas. Si la douleur est modérée, dans l'entorse, et que les manœuvres énergiques puissent se faire immédiatement sans trop de fatigue pour le patient, qu'on les fasse ; mais si elle est trop forte, comme cela arrive souvent, il faut agir de façon à la rendre moins vive. La douleur est, ne l'oublions pas, une cause d'excitation vasculaire et nerveuse, qui, dans ce cas comme dans beaucoup d'autres, fatigue inutilement le malade et rend le traitement plus difficile ; de plus, on peut, par des manœuvres spéciales, l'atténuer dans tous les cas, aussi, n'est-il pas prudent de passer outre et de commencer toujours les manipulations actives d'emblée, fusse même dans l'entorse. Si le « primum non nocere » d'Hippocrate ne doit pas être pris rigoureusement à la lettre en toute occasion, du moins, faut-il en tenir compte dans la mesure du possible. Bien plus, et au risque d'être taxé ici de timidité, nous conseillons franchement d'interrompre un instant le massage, lorsque, au cours du traitement, la douleur devient trop vive, et de le reprendre ensuite progressivement.

Je sais entre autres, le fait d'un jeune homme de seize à dix-sept ans, qui s'est plaint d'une douleur à la région cardiaque, après quelques manœuvres exercées sur son pied avec violence dans une entorse. Quoi que l'on puisse dire à ce sujet, le fait que la douleur par le massage dans l'entorse, ait pu répercuter en cet endroit, n'en est pas moins à retenir.

Dans ma pratique, j'ai vu un homme d'une trentaine d'années, légèrement pléthorique et qui avait une entorse radio-cubitale, chez lequel les pressions énergiques produisaient des vertiges.

La coexistence d'une entorse et d'une petite fracture parfois difficile à diagnostiquer, lorsqu'il y a du gonflement surtout, est assez fréquente du reste, et cette circonstance seule devrait engager l'opérateur à agir tout d'abord avec mesure et prudence. Mais alors même que le diagnostic serait précis et que toute crainte d'aggraver l'accident serait écartée, le massage, pour les raisons que nous avons données plus haut, n'en devrait pas moins être fait avec modération.

A la différence sensible des deux systèmes, dont l'un a tous les avantages, et l'autre des inconvénients certains [1], correspond d'ailleurs une différence de résultat trop minime (de 2 à 3 jours de traitement en sus ou en moins), pour qu'il soit permis d'hésiter longtemps sur le choix.

Dans un autre ordre d'idées plus général, on doit tenir compte de la douleur dans cette af-

1. Les adhérents de cette méthode par trop sommaire — nous aimons à croire qu'ils sont peu nombreux — trahissent, sans le vouloir, la cause qu'ils veulent défendre.

Le massage, on ne saurait trop le répéter, ne doit pas être un sujet d'appréhension pour les malades, qui doivent l'accueillir plutôt favorablement, comme on accepte un remède utile et pratique. Mais, comme tel aussi, le massage doit présenter toutes les garanties désirables au point de vue de son efficacité et de son application, et pour cela, il suffit de mieux le faire connaître, c'est-à-dire de le présenter sous son aspect réel. Que de personnes en effet, qui croient encore que cet agent est constitué par des manœuvres uniformes caractérisées par la force et la brusquerie ? Il faut absolument dissiper cette erreur préjudiciable au massage et au public, et convaincre celui-ci par la logique du raisonnement et des faits. C'est à quoi nous travaillons, pour notre part, de toute notre énergie.

fection, au point de vue du siège de l'application des manœuvres ainsi que de leur étendue,
de leur force et de leur durée.

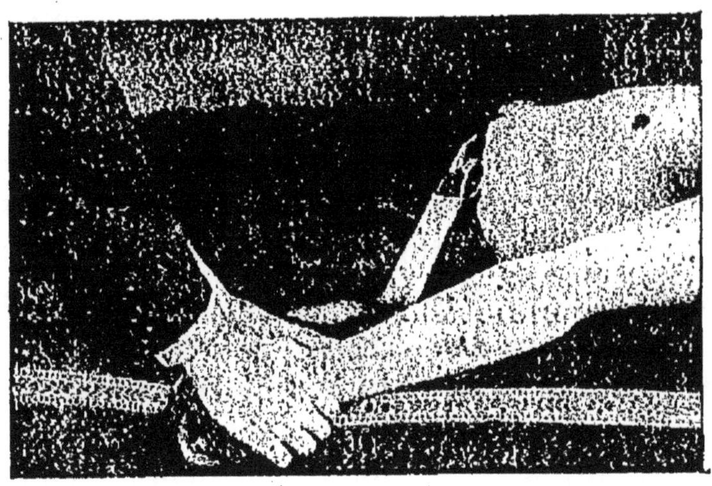

Fig. 18

J'emploie, personnellement, un moyen simple
et très efficace, pour pratiquer dans les meilleures conditions, les pressions énergiques, particulièrement sur les tendons et les muscles affectés et douloureux. Je pose les deux pouces
l'un devant l'autre et à une distance variable,
sur la partie à traiter. Les pouces posés de cette
façon, agissent simultanément et dans le même
sens, le premier plus doucement. Celui qui est en
avant, servant « d'amorce », prépare l'action de
l'autre ; quelquefois aussi, il fixe les fibres à traiter, les comprime et empêche ainsi les excitations de se propager (fig. 18).

TECHNIQUE GÉNÉRALE

La technique du massage, dans l'entorse, peut se résumer comme ci-après : compression digitale, pétrissage, pressions, tapotement, mouvements passifs et actifs.

Ces différentes manœuvres obtiennent l'écrasement des exsudats et la déplétion des tissus péri-articulaires ; elles activent en même temps l'action des systèmes lymphatique et veineux et poussent les déchets dans le courant général. Elles servent également à étendre les fibres rétractées et à réveiller leur tonicité ; elles augmentent en un mot l'activité des divers éléments qui composent l'articulation.

OPÉRATOIRE

L'opératoire du massage, dans l'entorse, varie suivant la gravité du cas et le moment de l'intervention. Il nous est donc très difficile de la définir ici exactement.

Parmi les anciens procédés qui nous sont connus (procédés Lebâtard, Girard, Magne, Millet de Tours, Philippeaux, Estradère, Récamier, etc.), celui de Lebâtard est assurément le meilleur, parce que le plus précis et le plus rationnel.

Dans ces dernières années, l'étude du massage s'étant perfectionnée, et les lois générales de la physiologie et de la thérapeutique étant

mieux connues, des méthodes nouvelles ont été
adoptées qui répondent certainement mieux aux
besoins de la situation. Toutefois, il nous paraît
que la plupart des auteurs qui ont traité cette
question généralisent trop volontiers et ne tien-
nent pas assez compte des degrés, des aspects
variés de cette affection, pour chacun desquels,
on le sait, il faut un procédé spécial.

Je donne ci-après quelques règles générales
qui me servent à établir et à conduire le massage dans l'entorse.

Premier cas. — Entorse ordinaire au début.
J'agis : 1° en arrière, sur le tendon d'Achille et les
muscles du mollet, par du pétrissage modéré, des
pressions et du pincement ; 2° sur la face dorsale
du pied et de la partie antérieure de la jambe
jusqu'à son tiers supérieur, par de l'effleurage et
des pressions légères ; 3° sur le côté opposé à l'entorse, tout autour de la malléole ; 4° du côté de
l'entorse, sur les ligaments, dans les rainures
du calcanéum et de l'astragale et la gouttière
malléolaire.

Je fais ensuite la rotation et l'élongation des
orteils et les mouvements passifs du pied.

Deuxième cas — Grosse entorse avec œdème
diffus. J'opère : 1° Sur la partie postérieure de la
jambe, en commençant à son extrémité supérieure, par du pétrissage, de la compression manuelle et des pressions légères ; 2° sur la partie
antérieure de la jambe et la face dorsale du pied,

par le même procédé, sauf en ce qui concerne les pressions du pied, qui sont remplacées par de l'effleurage profond avec la main ; 3° sur les deux côtés de la jambe et du pied successivement, en insistant davantage sur les points douloureux ; 4° je fais l'effleurage profond et le tapotement des muscles du mollet, puis de l'effleurage de bas en haut sur le pied et toute la jambe.

Les mouvements passifs [1] du pied et des orteils : flexion, extension, adduction, abduction, rotation, élongation, seront pratiqués à la fin de la séance ; ils seront légers au début, lents et mesurés. On peut faire des mouvements semblables aux articulations voisines.

Les mouvements actifs contrariés seront utilisés à partir du quatrième ou du sixième jour, selon la gravité de l'entorse.

D'après certains auteurs, la durée du massage dans l'entorse serait de trois à quatre jours. Nous ne croyons pas devoir nous ranger à leur avis. Ce n'est pas parce qu'un malade peut marcher plus ou moins bien, après trois ou quatre séances de massage, qu'il peut être considéré comme guéri. Certes, il est bon d'avoir confiance en son art ; mais, pour changer un état pathologique de l'importance de l'entorse (entorse

---

1 Je fais la rotation et l'élongation des orteils, en les saisissant entre le pouce et les deux ou trois premiers doigts.

vraie), en un état physiologique durable, il faut les moyens nécessaires et le temps qu'il faut.

La durée moyenne du traitement de l'entorse, d'après les résultats que j'ai consignés dans ma pratique, varie entre cinq et six jours pour une entorse ordinaire, et neuf et onze dans les cas plus sérieux.

ENTORSE DU GENOU

L'entorse du genou a lieu généralement par rotation. Il peut se produire une déchirure des ligaments et même l'arrachement d'une lamelle osseuse du tibia avec épanchement sanguin intra-articulaire, d'après le professeur Segond.

Quelle que soit l'importance du traumatisme, le massage immédiat, dans cette affection, peut être appliqué efficacement, si la technique qui le régit est souple et bien adaptée au cas.

Lorsqu'il y a épanchement, on opère comme il est dit pour l'hémarthrose.

OPÉRATOIRE

Dans l'entorse du genou, le massage doit s'étendre jusqu'au pied et non pas au niveau du tiers supérieur ou inférieur de la jambe, comme on l'a dit à tort. On traite d'abord le pied, puis la jambe, puis le genou et la cuisse ou inversement, selon les circonstances, en insistant sur

les ligaments latéraux et les ligaments croisés.
On insiste également sur le ligament rotulien,
la rotule et la force antérieure de la cuisse.

Les mouvements passifs seront exécutés lentement et progressivement.

Alors même que l'entorse paraît sans gravité,
il est toujours bon de faire là un peu de compression.

ENTORSE DU POUCE

L'entorse de l'articulation métacarpo-phalan-
gienne est assez fréquente. Elle gêne considérablement les mouvements des autres doigts.

L'entorse du pouce est comparativement aussi
difficile à guérir que celle du pied, et demande
à être traitée sérieusement et aussi longtemps
qu'il est nécessaire, sans se lasser, en raison
même de l'action prépondérante de ce doigt dans
tous les mouvements de la main et de l'effort
auquel il est soumis pendant le travail.

TECHNIQUE OPÉRATOIRE

Pour le massage de l'entorse du pouce, le
doigt, la main peuvent avoir le bord d'une ta-
ble, d'une chaise longue ou d'un divan pour
point d'appui, voire le genou du masseur. On
fait des manœuvres avec les pouces sur les faces
dorsale et latérale d'abord, en insistant sur le
ligament antérieur, les tendons des extenseurs

et l'abducteur du pouce ; sur la surface palmaire ensuite, jusqu'à la base de l'éminence thénar, et à l'intérieur, dans le sillon palmaire jusqu'à la saillie du scaphoïde.

On pratique en outre des mouvements de traction, de flexion, d'extension et de rotation du doigt jusqu'à leur limite extrème.

Entorse des autres doigts. — Pour le massage des autres doigts, dans l'entorse, je procède pour ma part, ainsi qu'il suit :

1° Effleurage progressif de toute la main, les doigts allongés et joints, face dorsale d'abord et face palmaire ensuite ;

2° Pressions des autres doigts et de la main jusqu'au poignet ;

3° Massage du doigt malade, d'après la technique des entorses.

Je fais : 1° l'effleurage du doigt atteint, avec les trois doigts du milieu, sur les faces dorsale et palmaire ; avec le pouce et l'index sur les faces latérales, le pouce à gauche, l'index à droite ;

2° Le pétrissage avec ces deux derniers doigts placés comme ci-dessus, pour les faces latérales, rapprochées, pour les faces palmaire et dorsale ;

3° Les pressions avec le ou les pouces, pour les deux premières faces, et avec le pouce et l'index, pour les faces latérales.

On fait des pressions assez fortes sur l'articulation, notamment dans la direction des ligaments latéraux.

La gymnastique passive et active comprend les mouvements indiqués pour l'entorse du pouce.

ENTORSE DU POIGNET

La technique du massage dans l'entorse du poignet, ne présente pas grand'chose de très particulier. Les manœuvres intéressent successivement les doigts, la main et l'articulation malade jusqu'à la partie supérieure de l'avant-bras ou inversement, suivant l'état des parties et le moment de l'intervention. Dans les cas légers, on traite d'abord la face dorsale de la main (effleurage, pétrissage léger ou mouvements successifs de compression manuelle), puis la face palmaire jusqu'aux saillies osseuses du scaphoïde et du pisiforme, en insistant sur les muscles des éminences thénar et hypothénar. Ensuite, on agit sur l'avant-bras à sa partie postérieure, en suivant la direction des ligaments postérieurs, interarticulaires et interosseux ; puis sur le côté externe et le ligament correspondant ; sur le côté interne, autour de l'apophyse styloïde du cubitus et sur le ligament latéral interne principalement ; sur la partie antérieure enfin, depuis la naissance du poignet, etc.

ENTORSE DU COUDE

L'entorse du coude est assez fréquente. Elle a lieu le plus souvent par torsion de l'avant-bras. Il y a, du côté interne surtout, un épaississement des téguments avec coloration rouge, quelquefois une véritable ecchymose ; la région est douloureuse au toucher, l'articulation est raide, les muscles sont contractés, les mouvements très difficiles. On peut craindre, si on la néglige, la raideur de l'articulation et même l'ankylose et l'atrophie des muscles du bras.

L'existence d'une fracture de l'olécrane coïncidant avec une entorse du coude, n'est pas rare, surtout dans les accidents par torsion de l'avant-bras. Je l'ai moi-même observée plusieurs fois.

TECHNIQUE OPÉRATOIRE

Dans l'entorse du coude, on commence le massage par le coude lui-même ou par le bras, ou par la main, suivant les phénomènes à combattre.

Le massage local se fait d'après le procédé qui convient à l'entorse en général. On fait notamment des pressions autour de l'olécrane et sur le ligament latéral interne en particulier.

Les mouvements de flexion et d'extension de l'avant-bras, légers d'abord, seront ensuite portés au maximum de leur développement.

L'emploi de la compression et de l'écharpe, dans l'entorse du coude et la fracture de l'olécrane, doit être limité au strict nécessaire. L'état des muscles, des ligaments et des tendons et l'intégrité des mouvements du membre doivent préoccuper l'opérateur autrement que l'épanchement, qui est résorbé par le massage d'ailleurs, et que l'affrontement et la consolidation des fragments, qui sont généralement faciles [1].

LUXATION

Dans le traitement des luxations en général par le massage, il faut apporter le sens très net de la technique qui convient, une pratique bien exercée et beaucoup de modération.

TRAITEMENT

1° Réduire la luxation si elle ne l'est déjà (effleurage, pétrissage des muscles et manœuvres de réduction, dégagement, contre-extension, extension, coaptation);

2° Réparer lentement les désordres.

Le traitement immédiat de la luxation par le massage (luxation réduite cela s'entend) est ramené à sa plus simple expression. Son utilité, néanmoins, ne saurait être mise en doute un seul instant, et on devra le faire dans tous les cas, jusqu'à effet satisfaisant. Les mouvements

---

1. Le cal, dans les fractures de l'olécrane, osseux ou fibreux soit-il, se forme relativement vite.

indiqués à cet effet doivent se poursuivre régulièrement et tenir lieu du repos absolu, qui non seulement est inutile, mais qui peut aussi devenir dangereux. Les tissus engorgés et les fibres lacérés ont effectivement besoin de manœuvres appropriées pour les dégager et leur permettre de poursuivre leur rôle physiologique.

LUXATION DE L'ÉPAULE

La luxation de l'épaule est des plus fréquentes. Son traitement par le massage est simple, et la guérison s'obtient facilement.

TECHNIQUE OPÉRATOIRE

Le massage de l'extrémité inférieure d'un membre est de rigueur dans toute lésion importante de ce membre, quel qu'en soit le siège. Aussi, faut-il ici tout d'abord commencer le traitement par l'épaule, et descendre progressivement jusqu'aux doigts, en faisant des manœuvres centripètes bien entendu.

On fait d'abord de l'effleurage rectiligne sur toute la région de l'épaule jusqu'à la base du cou. Ensuite, on fait des vibrations et on immobilise la jointure au moyen d'une écharpe. Huit ou dix heures après, nouveau massage dans les mêmes conditions, et ainsi de suite jusqu'au trentième jour.

A partir de ce moment, le traitement deviendra plus actif. On fera du pétrissage modéré et des pressions légères sur l'épaule et les muscles qui l'entourent. On fera aussi exécuter à la jointure des mouvements passifs, doux et gradués. Vers le huitième ou le dixième jour, on supprime l'écharpe et on pratique des manœuvres actives sur tout le membre, suivies d'une gymnastique active et rationnelle.

CONTUSIONS ARTICULAIRES

Les contusions articulaires produisent des désordres péri-articulaires plus ou moins importants, suivant le degré de la contusion, et même, à un degré plus avancé, des lésions intra-articulaires variables. L'atrophie musculaire se produit rapidement.

TRAITEMENT

Le massage doit être pratiqué immédiatement, dans les contusions articulaires, afin de combattre l'hypertrophie du tissu conjonctif, de faire disparaître les hémorragies interstitielles, de dissiper l'engorgement des vaisseaux, de prévenir les contractures musculaires et l'atrophie consécutives en général si rapides.

TECHNIQUE OPÉRATOIRE

Le massage des contusions articulaires est en rapport avec l'état des parties contusionnées.

Dans les cas sérieux, on commence par de l'effleurage superficiel et des vibrations légères, le pétrissage des muscles adjacents et des mouvements passifs très doux de l'articulation. Dans les cas ordinaires, on pratique d'emblée l'effleurage progressif, les pressions, le pétrissage et les mouvements passifs.

RAIDEURS MUSCULAIRES

Les raideurs articulaires s'observent dans les inflammations articulaires chroniques, après un traumatisme, une grande fatigue, une inaction prolongée. Les tissus qui avoisinent la région et les fibres qui en dépendent sont plus ou moins rétractés.

Certes, point n'est besoin de vanter l'utilité du massage dans cette affection ; elle se conçoit très aisément et se prouve de même.

TECHNIQUE

Dans ma pratique, j'opère de la manière suivante : effleurage transversal, pétrissage prolongé, pressions, rotation et mouvements passifs. Ceux-ci sont d'abord exécutés lentement, puis avec force et poussés jusqu'à leur limite extrême. Ensuite, je pratique, autant que la sensibilité du membre le permet, des mouvements plus rapides de flexion, d'extension et de rotation suivant les cas. Les mouvements actifs modérés terminent la séance.

PÉRIARTHRITE

La périarthrite est de cause traumatique. Elle s'annonce par une douleur au niveau de l'articulation, des craquements et une gêne des mouvements. Il se produit peu à peu un épaississements des tissus, de la raideur et de l'atrophie musculaires.

Le massage dans la périarthrite est naturellement indiqué et produit des résultats appréciables, tant pour combattre l'épaississement des tissus péri-articulaires et l'engorgement des parties, que pour prévenir les raideurs articulaires et l'atrophie consécutives.

La technique du massage dans la périarthrite, est régie par des lois générales.

ARTHRITE

L'arthrite peut provenir de causes diverses : le froid, un traumatisme, une maladie infectieuse. Elle s'accompagne toujours de troubles synoviaux.

Les affections articulaires pouvant se traiter précocement par le massage sont :

1° L'arthrite traumatique ;

2° Les arthrites subaiguës, d'origine parasitaire ou microbienne (blennorragique, syphilitique, de la dysenterie, de la pneumonie).

Traumatismes. — Les accidents traumatiques, pouvant produire l'arthrite, peuvent se traiter immédiatement par le massage. Il semble qu'aucun doute ne puisse plus exister maintenant à ce sujet, si on sait intervenir en temps utile. L'important est de ne pas attendre, de ne pas laisser évoluer la maladie. Si le massage est bien fait, le processus inflammatoire avorte, les accidents causés par le traumatisme disparaissent et on évite ainsi toute complication.

Mais comment faut-il agir ? Tout l'intérêt de la question est là. La solution n'est pas très difficile pourtant ; il n'y a qu'à se laisser guider en cela par l'état particulier de l'articulation et les divers symptômes.

Arthrite blennorragique. — L'affection articulaire d'origine blennorragique aiguë ou subaiguë soit-elle — c'est cette dernière forme que revêt généralement l'arthrite de ce nom — est susceptible de guérison par le massage.

Mon expérience personnelle m'a prouvé maintes fois, en effet, que le massage immédiat fait dans de bonnes conditions est parfaitement tolérable dans cette affection, et de plus il produit un excellent effet.

A l'hôpital Lariboisière, dans le service du D' Gaillard, j'ai eu à noter un cas de rhumatisme unilatéral du tarse, côté externe du pied droit, de cause blennorragique, qui a été traité par le massage, dès les premiers jours de son apparition, et qui a été presque entièrement guéri en six jours. Je dis presque, car le malade ayant quitté l'hôpital à ce moment, je ne sais pas au juste ce qu'il est devenu ; mais j'ai tout lieu de supposer qu'il a été guéri complètement.

TRAITEMENT

1° Rétablir la circulation locale et faire résorber les produits de déchet ; 2° rendre à l'articulation sa souplesse et son activité normales.

L'origine de la maladie, l'état de l'articulation, la douleur surtout, doivent guider l'opérateur et le renseigner sur l'opportunité d'exécuter tel ou tel mouvement.

TECHNIQUE OPÉRATOIRE

Dans les arthrites aiguës et subaiguës d'origine parasitaire ou autre, on doit faire au début du massage très léger. On emploie des manœuvres sédatives et des mouvements toniques (compression, effleurage spiroïde, vibrations douces et mouvements passifs légers).

Si l'état de l'articulation et l'état général faisaient craindre une généralisation ou une métastase de la maladie, on ferait, pour commencer, de l'effleurage transversal et des vibrations sans mobilisation de l'article, une légère compression ouatée et les mouvements passifs des articulations voisines.

Arthrite tuberculeuse. — Toute arthrite tuberculeuse qui aura été immobilisée pendant un temps suffisant et qui ne présente plus aucune trace d'inflammation, aucune douleur vive aux points d'élection, pourra être traitée par le massage : voilà sur quoi tout le monde paraît d'accord aujourd'hui.

Pour nous, nous estimons que tout en étant circonspect, il ne faut pas attacher une trop grande importance à la douleur, si elle n'est pas vive et continue.

A l'hôpital Beaujon, dans le service du D' Michaud, j'ai eu l'occasion de traiter à deux ou trois reprises, une jeune fille atteinte d'arthrite bacillaire du genou datant de plus de six mois. Chez cette malade, malgré la douleur provoquée par la marche, la pression, malgré même une sensibilité du genou pendant la nuit, le massage a produit chaque fois un soulagement réel au bout de quelques jours.

Deuxième cas. — Mme D..., 10, rue Clément-

Marot, avait une arthrite tuberculeuse des articulations du tarse du pied droit, datant de cinq mois. Son médecin traitant à Toulon lui avait conseillé le massage. Je fis des manœuvres modérées. La malade faisait deux promenades quotidiennes. Malgré cela, la douleur était insignifiante. Après vingt-six jours de traitement, son état était satisfaisant.

Ces deux observations, si intéressantes par certains côtés, prouvent suffisamment, à notre avis, que le moment à choisir pour commencer le massage, dans cette affection, est assez difficile à trouver, et que la question tout entière mérite d'être étudiée.

Quoi qu'il en soit, le massage appliqué en temps opportun modifie favorablement les accidents consécutifs tels que la raideur et l'atrophie musculaires, la rétraction des ligaments, l'infiltration des tissus péri-articulaires, l'épanchement de sérosité dans l'articulation, l'ankylose. Les mouvements passifs, dont le rôle ici est des plus importants, doivent néanmoins être faits lentement et progressivement jusqu'à un certain degré, qu'il est dangereux de dépasser.

Avons-nous tout dit sur le traitement des arthrites tuberculeuses par le massage ? Nous ne le croyons pas. Notre opinion est que, même dans le cas où les symptômes inflammatoires ne sont pas entièrement éteints, le massage peut se faire avec profit et sans crainte de compli-

cations. On fait le massage superficiel de la jointure (compression manuelle, douce et progressive, effleurage léger et vibrations), le pétrissage
des muscles adjacents et des mouvements passifs des articulations saines. On termine par
une compression avec bande et on prescrit le
repos du membre dans la position horizontale.

Un peu plus tard, on mobilise la jointure
doucement et graduellement. Ce traitement
sert évidemment à combattre l'atrophie des
muscles, à améliorer la circulation locale et à
produire une dérivation, résultat très appréciable, il faut en convenir.

COXALGIE

Depuis quelques années, dans la coxalgie véritable, on cherche à combattre la contracture
musculaire et à obtenir l'écartement des surfaces articulaires par une extension continue
avec des appareils Lancereaux ou Hennequin.
Mais l'extension forcée continue a tout au moins
l'inconvénient de fatiguer les muscles et de
raidir les articulations de tout le membre.

Un massage modéré et prudent combiné à
l'extension remédie beaucoup à cet inconvénient.

On fait le massage des surfaces articulaires
et des principaux muscles jusqu'à la hanche, et

la mobilisation des articulations saines, dans la mesure du possible.

Lorsque tout symptôme inquiétant de cette affection a disparu, qu'il n'y a plus aucune trace d'inflammation, on agit progressivement sur l'articulation malade.

OPÉRATOIRE

L'opératoire, jusqu'au niveau du tiers supérieur de la cuisse, est la même que celle qui a été exposée dans les articles précédents. Pour le reste, on procède de la manière suivante : on travaille d'abord la partie postérieure de la hanche, en partant du niveau du tiers inférieur de la cuisse, avec une partie des muscles fessiers et oblique externe ; la région sacrée, depuis les extrémités des os coxaux jusqu'au bord supérieur externe du sacrum ; la partie latérale ensuite, en passant sur la crête iliaque et tout autour ; la partie antérieure enfin, avec la région crurale, l'aine, les muscles grand oblique et transverse et jusqu'aux dernières fausses côtes. On fait ensuite des mouvements modérés de flexion, d'extension et d'adduction du membre.

L'arthropathie hystérique est traitée conformément aux indications relatives au traitement des raideurs musculaires et de la contracture.

ANKYLOSE

L'ankylose peut être formée par des adhérences intra ou péri-articulaires, des altérations
des tendons, des ligaments, de la peau, etc.
Hors le cas exceptionnel où l'ankylose est une
nécessité, un fait voulu, on doit la combattre
sérieusement par la mobilisation et le massage.

TECHNIQUE OPÉRATOIRE

Avant d'entreprendre la mobilisation de
l'article, il faut assouplir les tissus péri-articulaires et les muscles adjacents. L'effleurage profond, le pétrissage et les pressions ramènent
peu à peu la souplesse et la tonicité des parties molles en améliorant leur nutrition intime.
Ce premier point étant acquis, on pratique des
mouvements passifs destinés à mobiliser la
jointure (on procède au redressement du membre, s'il est fléchi, ou bien on s'efforce de le
plier par des mouvements gradués, si l'ankylose s'est formée quand le membre était allongé,
ce qui est plus fréquent), en agissant d'après
les symptômes du moment.

Toutefois, la douceur et la progression dans
les mouvements sont indiquées dans tous les
cas. Il ne faut jamais forcer qu'à bon escient, et
l'on doit réparer aussitôt après, par un massage

convenable, les accidents qui pourraient en résulter.

Si la mobilisation plus ou moins forcée de l'articulation faisait craindre des accidents inflammatoires (productions plastiques et autres) on ferait, immédiatement après, un massage réparateur complet.

Dans les ankyloses vicieuses et pas trop anciennes (les ankyloses en flexion par rétraction des tendons exceptées), le résultat cherché est presque toujours atteint, si l'on sait diriger ses efforts pendant un temps suffisant.

Ainsi donc, dans le traitement de l'ankylose, je fais la mobilisation rationnelle et continue de l'articulation. J'agis lentement et graduellement par les mouvements passifs, après le massage, et je fais suivre ces mouvements d'un effleurage, à marche ascendante, c'est-à-dire modéré au début et de plus en plus léger ensuite. Ces mouvements doux et gradués ne peuvent produire aucune poussée inflammatoire sérieuse ; mais en tout cas, l'effleurage pratiqué comme il est dit plus haut, précédé d'une compression manuelle et suivi de vibrations, résout immédiatement tout travail de ce genre, en agissant sur la circulation et les fibres périarticulaires. La durée du traitement est subordonnée au degré de l'ankylose.

Et maintenant une observation. La méthode qui consiste à détruire, sous chloroforme, par des

manœuvres sanglantes, les adhérences pathologiques dans cet accident, constitue un procédé
que, pour notre part, nous n'approuvons pas

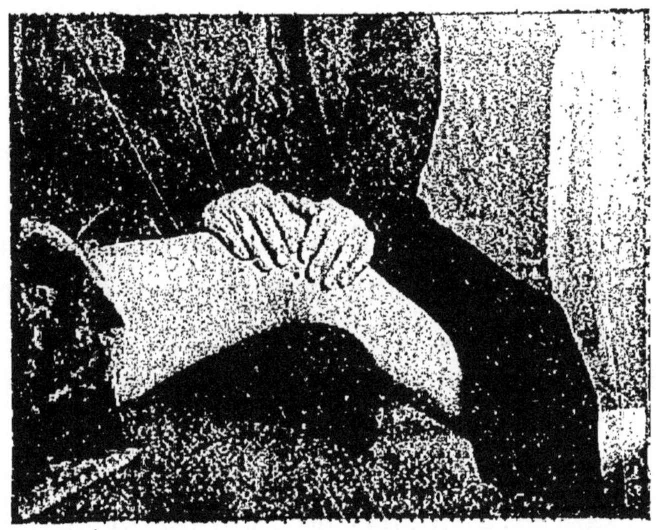

FIG. 19

sans réserve, lorsqu'il s'agit d'ankyloses incomplètes péri-articulaires. Nous savons en effet
que cette opération s'accompagne souvent d'une
rupture de ligaments, de vaisseaux, de tissu
cellulaire et quelquefois même de fracture, ce
qui ne peut que retarder le fonctionnement régulier du membre.

On sait déjà, comment nous procédons à ce
sujet. La méthode progressive, nous l'avons dit
plus haut, a toutes nos préférences.

Invariablement, dans la rectification d'une
ankylose, les mouvements forcés doivent être

précédés d'un massage préparatoire complet, les manœuvres qui les suivent, ayant surtout pour but de réparer les accidents consécutifs toujours possibles.

La première indication est donc d'assouplir les muscles, les ligaments, la peau, ce qui facilitera essentiellement le libre jeu de l'articulation. Pour ce faire, point n'est besoin évidemment d'appareils à levier ni autres instruments mécaniques, les mains de l'opérateur, les mains seules ou aidées des genoux peuvent très bien remplir le but (fig. 19).

Enfin, inutile d'ajouter que pas plus que la rupture immédiate, le redressement successif ne vaut la méthode progressive. J'ai obtenu des résultats surprenants par l'emploi de ce procédé, et je crois fermement, je le dis encore, que l'on peut guérir ainsi la plupart des ankyloses incomplètes, si toutes les manœuvres du massage qui lui servent de base sont dosées et coordonnées en vue d'un tel résultat.

SYNOVITE

La plupart des cas de synovite peuvent se traiter par le massage.

Dans la synovite aiguë au début, la technique sera un peu sévère.

On emploie la compression digitale, l'effleurage et les vibrations du tendon atteint, le pétrissage du muscle qu'il attache et les mouvements passifs de l'articulation correspondante. On fait suivre le tout d'une compression avec bande. Quelques jours après, on masse le tendon et le muscle plus énergiquement.

HYDARTHROSE

L'hydarthrose est aiguë, subaiguë ou chronique. Elle a comme symptômes ordinaires une gêne des mouvements, une douleur obtuse, le gonflement des parties et de la fluctuation.

Il est aujourd'hui bien avéré que la compression et l'immobilité, qui formaient le traitement classique, dans l'hydarthrose, retardent tout au moins la guérison; aussi, dans les milieux compétents, a-t-on abandonné entièrement ce système démodé.

Le traitement massothérapique s'impose franchement dès la première heure, et est le seul véritablement rationnel et efficace dans cette affection.

Bergham a traité des hydarthroses et des synovites à tous les degrés sans distinction. En ce qui nous concerne, nous avons adopté la même règle. Il va sans dire que l'hydarthrose aiguë et l'hydarthrose spécifique doivent être traitées avec ménagement.

TECHNIQUE OPÉRATOIRE

Pétrissage des muscles, compression de l'articulation opérée avec les deux mains, pressions plus ou moins énergiques, suivant le cas, mouvements rationnels. Parmi ceux-ci, nous citerons spécialement l'élévation de la jambe tendue et la flexion du pied qui facilitent la résorption de l'épanchement.

En dernier lieu, on fait un effleurage prolongé sur tout le membre et une compression avec bande. Il n'est pas inutile de rappeler, croyons-nous, que les muscles de la jambe et de la cuisse, particulièrement le triceps, dont les contractions agissent si favorablement dans l'hydarthrose, doivent être traités minutieusement et d'une façon très énergique.

La durée du traitement d'une première hydarthrose, d'après les résultats que j'ai consignés dans ma pratique, est de vingt-deux à vingt-quatre jours, s'il est commencé de suite et s'il est bien appliqué.

Fidèle au principe sur lequel reposent tous mes procédés de massage, et qui me donnent de si heureux résultats, j'opère graduellement dans l'hydarthrose, et sans rien brusquer. Nous ne savons pas précisément où et comment s'opère la sortie du liquide à travers la membrane synoviale. Mais ce qui est certain, c'est que la résorption s'opère dans la généralité des cas, et paraît

se faire même sans qu'aucune pression violente
intervienne, sans qu'aucune rupture véritable
de la synoviale agisse dans ce sens. Par conséquent, le procédé indiqué ci-dessus est bon et
rationnel.

Nous sommes persuadé que la plupart des
hydarthroses vraies, même anciennes, peuvent
être guéries par le massage fait dans de bonnes conditions.

HÉMARTHROSE

L'hémarthrose succède à un traumatisme, elle
se produit le plus souvent au genou. Il peut y
avoir rupture des ligaments péri-articulaires et
des lésions intra-articulaires variables.

Symptômes. — Douleur, épanchement intra-
articulaire, gonflement, déformation et gêne des
mouvements.

Contrairement à ce qui a été dit jusqu'à ce
jour, nous pensons que le traitement de l'hémarthrose par le massage, lorsque les symptômes inflammatoires ne sont pas trop prononcés,
peut être fait immédiatement après l'accident, en
vertu des mêmes lois qui régissent celui des
autres épanchements similaires, avec cette importante réserve toutefois, que le massage de
cette affection doit comporter au début une technique spéciale très sévère.

Le choix des manœuvres à utiliser dans chaque maladie, le siège particulier de leur application et les proportions à donner à chacune d'elles, constituent, nous l'avons déjà dit, tout le secret du massage.

Le traitement massothérapique bien conduit dans l'hémarthrose, en modifiant la nature des molécules contenues dans l'articulation, en les rendant plus solubles, plus fluides facilite la résorption.

TECHNIQUE

La technique varie d'après les symptômes existants. On fait au début, du massage direct très léger suivi d'une compression avec bande.

Le repos du malade au lit est nécessaire pendant la plus grande partie du traitement. A vouloir faire marcher le malade trop vite, comme on le fait souvent, on retarde forcément la guérison, le seul effet de la pesanteur dans ce cas, annihilant l'effet de la circulation centripète de la partie préparée par le massage.

J'ai traité une hémarthrose que le trocart avait respectée, à l'hôpital Beaujon, trois jours après son apparition, et une autre, légère il est vrai, chez une personne de ma famille, dès le premier jour, dès la première heure de l'accident (j'eus la preuve deux jours après qu'il s'agissait d'un épanchement de cette espèce), la première avec avantage, la malade étant sortie de l'hôpital presque guérie, et la seconde avec un succès complet.

GOUTTE

De ce que nous savons sur l'étiologie et les caractères de la goutte, il résulte pour nous que le massage dans cette maladie, à l'état chronique notamment pour être efficace, doit être à la fois local et général.

Dans la période aiguë on doit :

1° Agir passivement sur l'articulation ;

2° Faciliter l'élimination de l'acide urique, en augmentant l'activité des principaux muscles et des reins.

Dans la forme chronique, il faut :

1° Attaquer énergiquement les dépôts et tonifier les fibres relâchées ; 2° modifier la nutrition entière.

TECHNIQUE OPÉRATOIRE

L'intensité et la durée du massage doivent être proportionnées à l'état des articulations. Dans le cas de fluxion importante, on emploie des manœuvres locales très douces (effleurage spiroïde, vibrations, mouvements passifs légers et compression). Ces manœuvres ont surtout pour but de stimuler la région en vue d'une réaction contre l'action des toxines intra-articulaires. Elles ne peuvent donc avoir que peu d'influence sur un déplacement important de ces produits, et conséquemment sur une métastase de la maladie.

Au mois de mai 1903, je fus appelé auprès de M. B... âgé de 73 ans, rentier, demeurant rue Saint-Louis à Versailles. Ce malade m'avait été confié par M. le Dr Lesur son médecin traitant, M. B..., qui était atteint de goutte depuis quatre ans, fut pris à ce moment, d'un accès aux pieds et aux genoux avec symptômes de fluxion et d'inflammation caractérisées. Le massage fut commencé aussitôt. Je traitai les membres inférieurs seulement. Au bout de dix-huit jours d'un traitement rationnel (le massage fut combiné au salycilate), la fluxion et l'inflammation avaient disparu complètement. Le malade, qui était œnophile consommé d'ailleurs, ne fut pas autrement inquiété et ne fut repris de sa goutte que cinq mois plus tard.

Dans un autre cas où les grosses articulations des bras et des jambes furent affectées simultanément, le massage léger des parties malades et celui plus actif de l'abdomen obtinrent le même résultat que dans le précédent.

Par massage général, dans le traitement des maladies locales ou des maladies générales avec manifestations localisées, nous n'entendons pas toujours, on le devine, un massage régulier, uniforme de toutes les parties du corps. On comprend que, l'équilibre vital étant rompu dans ces conditions, il soit absolument nécessaire, pour rétablir l'harmonie, de donner à chaque partie à influencer — le nombre varie suivant le cas — la ou les manœuvres qui lui conviennent.

RHUMATISME ARTICULAIRE

Le rhumatisme articulaire est une maladie très tenace, et ce n'est assurément pas trop d'un massage scientifique et continu pour en venir à bout. Encore, certaines formes rhumatismales résistent-elles à ce moyen. Il n'en reste pas moins que le massage, dans cette maladie, est un remède incomparable.

TRAITEMENT

A chacun des stades du rhumatisme articulaire — nous en exceptons la forme suraiguë — doit correspondre une technique spéciale.

Dans l'état aigu, si la maladie n'est pas généralisée, il faut : 1° combattre la douleur et la congestion locales ; 2° mobiliser passivement et légèrement les articulations ; 3° stimuler l'activité urinaire. A cet effet j'emploie personnellement, en sus de la méthode indirecte, les manœuvres locales précédemment prescrites pour la goutte.

Dans l'état subaigu, on fait du massage local modéré y compris celui des muscles adjacents, suivi d'un enveloppement un peu serré. On y adjoint les mouvements passifs des articulations voisines.

Le traitement, pour être efficace et durable, doit être continué longtemps après la disparition des symptômes locaux.

A Lariboisière, il m'a été donné tout récemment, de traiter, par le massage local, quatre ou cinq malades atteints de rhumatisme articulaire subaigu. Chez tous ces malades, une très grande amélioration s'est produite après une période de traitement variant entre quinze et vingt-cinq jours. La guérison n'a été obtenue temporairement que chez un seul, parce que le traitement n'a pas été suffisamment prolongé et surtout parce qu'il n'a pas été complet. Mais je puis affirmer que durant le séjour de ces malades à l'hôpital, aucune métastase, ni aucune recrudescence des symptômes ne se sont produites.

Dans la forme chronique, il faut :

1° Combattre la raideur et l'atrophie musculaires consécutives ;

2° Dissoudre les dépôts intra-articulaires ;

3° Modifier la nutrition générale.

RHUMATISME NOUEUX OU DÉFORMANT

Le rhumatisme noueux atteint surtout les personnes faibles, arthritiques, les femmes plus particulièrement. Les parties malades sont d'abord rouges, douloureuses et plus tard elles se déforment. Il se produit également des dépôts intra-articulaires, des scléroses tendineuses et aponévrotiques, de la raideur et de l'atrophie musculaires.

Le massage joue un rôle très actif et des plus appréciés dans cette maladie, si elle est prise à son début, c'est-à-dire avant que les déformations se produisent. Les Drs Marie et Weil ont fait ressortir que, lorsque la maladie est traitée à temps par le massage, l'électricité et un bon régime, la guérison peut être complète et définitive.

Dans la période inflammatoire, on doit faire un traitement subordonné aux symptômes, tel qu'il a été indiqué précédemment dans les articles goutte et rhumatisme. On termine le massage par une compression ouatée qui combat la fluxion et la déformation. Dans le rhumatisme noueux chronique, on fait du massage dissolvant progressif. Les articulations seront l'objet de soins particuliers et le siège de mouvements de gymnastique appropriés.

DÉVIATION DU RACHIS

On remarque trois espèces de déviations : 1° la déviation latérale ou scoliose, qui est la plus commune ; 2° la lordose, qui a sa convexité tournée en avant ; 3° la ciphose ou dos rond avec convexité tournée en arrière.

La scoliose est essentielle ou secondaire. Secondaire ou accidentelle, elle est consécutive soit à un traumatisme ou à des pertes de substance (scoliose cicatricielle), soit à des paralysies musculaires ou à des contractions réflexes (suite de sciatique), soit enfin à des habitudes vicieuses (scoliose scolaire), etc...

Les scolioses essentielles ont presque toutes pour origine le rachitisme : c'est la scoliose de la première enfance. Certains cas de scoliose de la seconde enfance ou des adolescents peuvent être dus à la fois à des causes accidentelles et à un mauvais état général.

TRAITEMENT

Le traitement des scolioses varie nécessairement selon leur cause.

Le diagnostic des scolioses essentielles étant plus sévère que celui des scolioses secondaires, nous traiterons des premières tout spécialement.

Le traitement peut être préventif ou curatif.

Le traitement curatif comprend : 1° le traitement massothérapique, le plus important ; 2° le traitement mécanique proprement dit.

Traitement massothérapique. — Le traitement rationnel de la scoliose par le massage, mérite d'être décrit avec toute la précision désirable. L'importance de cette maladie, la longueur du traitement et les nombreux insuccès qui résultent de l'application d'une méthode excellente pourtant, demandent un examen détaillé très sérieux des moyens à employer pour la combattre.

L'origine de la scoliose essentielle (osseuse pour le professeur Kirmisson, une altération générale du sang, pour le professeur Broca) n'a pas pour nous, somme toute, un intérêt primordial. Deux faits seulement, deux faits surtout doivent retenir notre attention : c'est d'abord l'atonie générale du malade et ensuite, la déviation elle-même.

Le massage général et le massage local doivent donc être dirigés de façon à remédier aux deux états pathologiques à la fois. Si la technique de l'un se différencie en certains points de celle de l'autre, elles n'en visent pas moins toutes deux le même but : l'augmentation et l'amélioration des fonctions nutritives.

Du massage général surtout, on le conçoit bien, dépend le succès du traitement ; aussi devra-t-on le faire avec tout le soin et la méthode qui conviennent.

Les phases essentielles seront constituées par un travail minutieux des reins, du dos, des épaules, des muscles fessiers, obliques et transverses de l'abdomen.

Pour ce qui est du massage local, on doit d'abord assouplir les muscles correspondant aux deux côtés de la gibbosité ; on stimule ensuite ces mêmes parties, puis on opère le redressement. En aucun cas, dans les déviations, il ne peut être question de manœuvres actives faites exclusivement sur la partie concave, comme certains le disent. Des deux côtés de la gibbosité, en effet, les muscles sont affaiblis, parésiés, quoique l'atrophie soit plus apparente et plus réelle du côté convexe. Il faut donc des deux côtés, assouplir d'abord et exciter ensuite, de manière à activer la circulation et à stimuler l'énergie des ligaments vertébraux et des muscles. En un mot, c'est la contraction des muscles de toute l'économie, obtenue au moyen d'une nutrition générale meilleure, qui facilitera le redressement et le maintiendra une fois établi.

Redressement. — Le redressement comprend : 1° l'élongation de la colonne vertébrale ; 2° une compression manuelle sur la partie convexe ; 3° des manœuvres dites de redressement.

Pour l'extension et le redressement nous conseillons d'abord les manœuvres passives dans la position horizontale, et ensuite, des manœuvres actives dans la même position. On essaye plus tard, dans la position verticale, des manœuvres douces et progressives.

Souplesse des tissus, extension progressive et lente, tonicité, voilà donc les trois phases par lesquelles doit passer successivement le traitement de la scoliose.

Nous estimons en outre qu'il faut être circonspect en ce qui concerne les appareils de longue durée et les appareils forcés au début. La plupart de ces appareils au surplus, sont trop compliqués et en général peu pratiques. Les sièges correctifs seuls ne modifient pas beaucoup la scoliose. La suspension simple et la suspension à l'échelle de traverse ne produisent d'effet certain que si l'on y adjoint quelques manœuvres de l'opérateur.

L'appareil de Zander ainsi que celui de Beely (suspension dorsale) sont utiles, si on les emploie à propos et conjointement avec le massage. Il en est de même du système de Sayre (suspension verticale) et de celui de Lorentz (suspension latérale).

A tous ces systèmes, nous préférons le procédé Kirmisson, dont la partie essentielle constitue l'extension dans la position horizontale.

En tous les cas, dans la scoliose, les moyens violents ne sont pas à recommander. Il ne faut pas oublier non plus que les mouvements d'extension et de suspension n'ont pas une très grande valeur, s'ils ne sont pas précédés et suivis d'un massage technique. Encore faut-il ne pas fatiguer le patient par un trop long exercice.

La gymnastique rationnelle faite après un massage scientifique est utile, à condition qu'on ne fatigue pas le malade et qu'elle soit bien exécutée. Les mouvements varient plus ou moins suivant la forme de la scoliose. L'action des bras surtout a une très grande importance. Mais il faut être circonspect en ce qui concerne les mouvements actifs, car, la plupart de ceux que l'on préconise sont difficiles à exécuter pour un enfant, et sont surtout très fatigants. Tout l'intérêt de ces mouvements réside seulement dans le choix qu'on en sait faire et leur application raisonnée.

On peut maintenant résumer en deux mots. Le traitement rationnel de la scoliose par le massage, consiste avant tout à combattre l'atonie générale du malade et particulièrement du système musculaire, et à placer la colonne vertébrale dans les conditions les plus favorables à son redressement.

MALADIES DES MUSCLES

Le massage est reconnu comme un excitant puissant du muscle, un réparateur et un modificateur de la cellule musculaire.

Dans tous les cas très nombreux où ses fonctions spéciales sont ralenties, soit consécutivement à une altération de ses éléments constitutifs, soit par suite d'un trouble survenu dans ses excitants naturels, le massage produits les plus heureux effets.

Nous dirons deux mots de l'action spéciale du massage sur la contractilité musculaire. Tout le monde sait aujourd'hui que certaines manœuvres du massage, la percussion en particulier, agissent sur la contractilité du muscle d'une façon très remarquable.

Pour l'emploi de la percussion sur les muscles, on s'appuie sur le principe général que voici : les excitations faites en vue de faire contracter un muscle, doivent se succéder avec une vitesse et une intensité variables, suivant la nature des excitations et la grosseur du muscle ainsi que son état physiologique. Ainsi, d'après nos calculs, un gros muscle en bon état, demande, pour se contracter complètement (contraction maximale), de six à douze ans excitations par tapotement à intervalles de deux à quatre environ par seconde.

Il n'est pas nécessaire que la percussion soit forte, pour que le muscle se contracte, pouvu qu'elle soit rapide. Des percussions trop fortes produisent la rétraction momentanée du muscle (tétanos physiologique).

Indépendamment de la percussion, le massage dispose d'un certain nombre de moyens actifs qui influencent plus ou moins le muscle. Ce sont : l'effleurage, le pétrissage, les pressions, la torsion, le pincement. L'emploi successif et réglé de chacune de ces manœuvres modifie sensiblement la nutrition du muscle.

RHUMATISME MUSCULAIRE

Le rhumatisme musculaire est aigu ou chronique. Dans la forme aiguë, la douleur augmente par la pression et les mouvements ; les muscles perdent leur souplesse et leur force contractile. Dans l'état chronique, il se forme des indurations, des nodosités sur le trajet des muscles. Ces nodosités, fortement appréciables sous la pression des doigts, sont quelquefois très lentes à disparaître. La durée du traitement peut varier entre quatre et six mois, sans qu'il soit possible de préciser davantage, car le siège de ces grosseurs, leur volume, leur nombre, leur ancienneté, l'âge et le tempérament du malade influent sur leur résolution.

La technique du massage, dans le rhumatisme musculaire, variable, suivant la forme de la maladie et l'état général, peut être copiée sur celle du rhumatisme articulaire dans ses grandes lignes. Toutefois, le pétrissage et les pressions ici, forment la base du traitement. L'intensité de ces manœuvres doit être en rapport avec les nécessités physiologiques des muscles affectés.

Le traitement est d'autant plus long que l'affection est plus ancienne.

MYOSITE

La myosite a pour cause ordinaire un traumatisme ou le froid. Elle produit de la douleur, de la raideur, de la contracture ; les mouvements sont pénibles et difficiles.

La myosite chronique donne lieu à des nodosités sur divers points des muscles.

TRAITEMENT

La myosite rhumatismale, la myosite traumatique légère et la myosite chronique non suppurée peuvent également être traitées par le massage. Le traitement diffère naturellement selon la forme du mal et la sensibilité des parties.

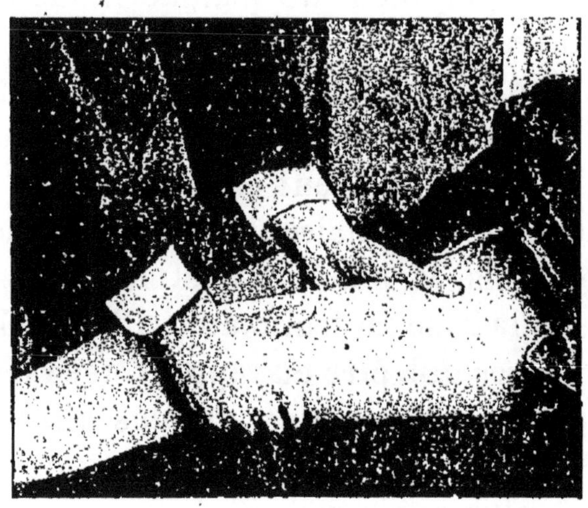

Fig. 20

Dans le massage des muscles traumatisés et dans le cas d'induration, quelle qu'en soit l'origine, il est souvent nécessaire d'isoler le faisceau à traiter, de le fixer en un point, de manière à l'empêcher de se déplacer ou de rouler sous les doigts.

Cette fixation du muscle se fait avec un ou deux doigts de la main gauche, ou de la main droite, selon le cas, placés sur les fibres à leur insertion supérieure de préférence, ou à côté, entre les interstices et au-dessus du point malade. Le même procédé s'emploie également pour les tendons (fig. 20).

LUMBAGO

Le traitement du lumbago par le massage est connu de fort longue date. Ambroise Paré, Petit, Martin de Lyon ont rapporté de nombreuses guérisons de cette affection par la massothérapie.

TECHNIQUE

La technique varie suivant la forme du lumbago. Celle que j'emploie est la suivante : s'il s'agit d'une fatigue, je fais de l'effleurage sur toute la surface des reins, des pressions et des mouvements passifs.

Dans le lumbago traumatique (entorse des vertèbres), je fais de l'effleurage sur les points douloureux, des pressions et du tapotement sur les muscles des régions lombaire et fessière.

A la forme rhumatismale, j'oppose le massage excitant et des mouvements actifs tels que le soulèvement des jambes et le redressement droit ou oblique du tronc dans le décubitus dorsal, le soulèvement du tronc dans le décubitus ventral.

OPÉRATOIRE

Dans le lumbago en général et dans le traumatique en particulier, je procède comme ci-après :

1° Effleurage progressif de toute la région ;

2° Pétrissage des muscles fessiers, sacro-lombaires, transverses et long dorsal ;

3° Pressions serrées sur les muscles fessiers d'abord, et sur l'aponévrose lombo-sacrée ensuite ; puis, des pressions avec les pouces, obliquement et parallèlement aux fibres du grand oblique, depuis les apophyses des vertèbres lombaires jusque vers le pli de l'aine ;

4° Tapotement à poing fermé, mouvements actifs légers.

Dans certains cas de lumbago au début, le malade peut être tenu de garder le lit pendant quelques jours.

RUPTURE MUSCULAIRE

La rupture musculaire se produit souvent au mollet (jumeaux, soléaire, plantaire grêle). Elle a comme symptômes particuliers de la douleur, de l'ecchymose et une gêne des mouvements.

TRAITEMENT

Dans les ruptures musculaires doit-on masser de suite ? Nous disons résolument oui : des fibres musculaires déchirées, une rupture vasculaire importante, un épanchement sanguin et une douleur aggravée par le contact avec les cellules déchirées, d'éléments irritants et impropres à leur reconstitution sont autant de raisons en faveur d'une intervention immédiate. D'autre part, le massage modéré tel que nous le pratiquons au début, ne saurait guère augmenter l'épanchement, et par contre, il en produit facilement la résorption, en faisant passer le sang des couches profondes à la périphérie. Les réserves que nous avons faites au sujet de certaines contusions graves, ne pouvant pas s'appliquer ici, et les raisons données plus haut militant en faveur du massage précoce, nous nous prononçons donc pour l'affirmative. Nous pourrions même ajouter ceci : traiter par le massage immédiat les ruptures musculaires, c'est empêcher la formation du nodule si persistant, et ses inconvénients, peu sérieux il est vrai, mais indiscutables.

TECHNIQUE

On emploie l'effleurage et les vibrations les deux premiers jours, si la rupture est sérieuse et si on intervient immédiatement, et les pressions, le pétrissage et les vibrations ensuite.

Une compression ouatée ou non est souvent utile après le massage, surtout si la collection est importante.

Je cite le cas d'une rupture de quelques fibres sternales du grand pectoral du côté gauche. On constatait là très facilement une bosselure superficielle, plutôt molle, de la grosseur d'un œuf de pigeon, occupant tout l'espace compris entre les première et deuxième côtes et le dépassant, quelque peu douloureuse à la pression et avec coloration légèrement foncée de la peau un peu plus loin. La dépression n'était guère appréciable les premiers jours.

Deux jours avant l'apparition de ces phénomènes, le sujet ayant éprouvé le besoin de s'étirer, avait écarté les bras très fortement à plusieurs reprises, en contractant les muscles des bras et les pectoraux, et ce détail, joint aux symptômes relatés, quoique le coup de fouet caractéristique n'ait pas été perçu par celui-ci, permettait de conclure qu'il s'agissait bien là d'une rupture musculaire.

Nous remarquons ici exactement les mêmes phénomènes de crampe que le Dr Berne a observés chez ses malades avant l'accident, et qui constituent, d'après lui, un état favorisant la déchirure. Autre détail non moins intéressant.

Le sujet ayant présenté quelque temps avant, des manifestations pleurales, on lui avait fait sur la poitrine quelques séances de pointes de feu qui, on peut le supposer du moins, avaient produit une disposition spéciale des fibres musculaires ou des troubles vasculaires favorisant la déchirure. Quoi qu'il en soit, l'accident déjà vieux de neuf à dix jours, quand je commençai le massage, fut néanmoins réparé presque complètement au bout de dix-huit jours.

TORTICOLIS

Le torticolis aigu (effort, mauvaise position, froid) est guéri par le massage.

TECHNIQUE OPÉRATOIRE

Pétrissage prolongé, pressions, tapotement léger, mouvements passifs très doux.

Les manœuvres se font : 1° Sur le muscle

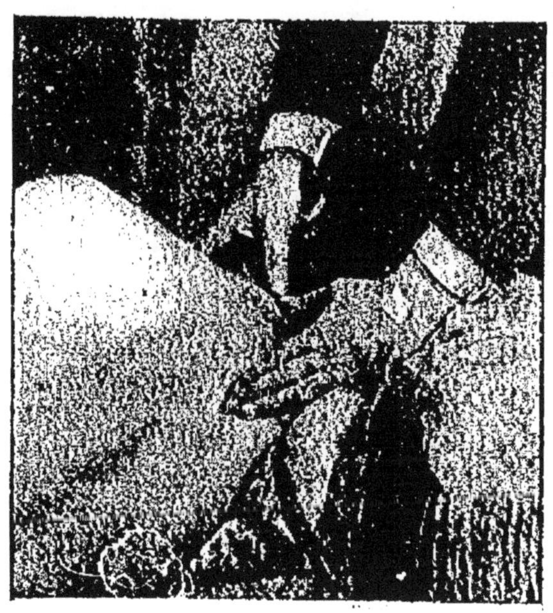

Fig. 21

trapèze, verticalement, depuis la nuque jusqu'aux épaules, et horizontalement du rachis vers l'épaule (fig. 21).

2° Sur le sterno-cléido-mastoïdien en descendant parallèlement aux fibres, depuis les apophyses mastoïdes jusqu'à l'articulation sterno-claviculaire. On termine par un effleurage transversal, des vibrations du nerf spinal au-dessous de la glande parotidienne, au niveau de l'angle de la mâchoire et des mouvements passifs de la tête (flexion, extension, rotation, circumduction et mouvements de latéralité). Les mouvements actifs contrariés seront faits tardivement.

Le docteur de Saint-Germain recommandait non sans raison le massage modéré et souvent répété dans le torticolis. Il est prouvé en effet depuis longtemps déjà, que les fibres musculaires atteintes de contracture, loin de se relâcher, de s'assouplir sous l'influence des manœuvres énergiques, tendent au contraire à se raidir davantage.

Une action modérée et fréquente est donc le meilleur moyen de vaincre l'état de contracture des muscles dans le torticolis.

CONTRACTURE MUSCULAIRE

En dehors d'une maladie du muscle lui-même (traumas, rhumatisme, syphilis), la contracture peut dépendre d'une affection rhumatismale ou traumatique de l'articulation voisine ou des nerfs correspondants. Le muscle contracturé perd ses propriétés nutritives.

Le traitement kinésithérapique dans la contracture, consiste à s'occuper de la cause d'abord, et à traiter les muscles affectés ensuite. A cet effet, on emploie le redressement progressif du membre, les tractions légères du muscle, les torsions, l'effleurage prolongé et surtout le pétrissage profond. Le tout doit être fait modérément et répété deux fois par jour, si c'est possible.

CRAMPE

Le traitement de la crampe essentielle par le massage est aussi simple qu'efficace : il consiste d'abord à faire cesser la contracture, et à tonifier le muscle ensuite.

OPÉRATOIRE

Dès qu'une crampe se déclare, on fait allonger complètement le membre et on le place dans une position horizontale, le sujet couché sur le dos, s'il s'agit du mollet. Cela fait, on recourbe les extrémités du membre en avant et on les maintient dans cette position jusqu'à ce que la crampe ait disparu, ce qui a lieu généralement au bout de quelques secondes (fig. 22).

Dès que la crampe a cessé, et afin d'en empêcher le retour, on fait quelques manœuvres sur le muscle en vue de le tonifier.

Lorsque les crampes sont habituelles et

qu'elles résultent d'un état nerveux du sujet, on applique un traitement général.

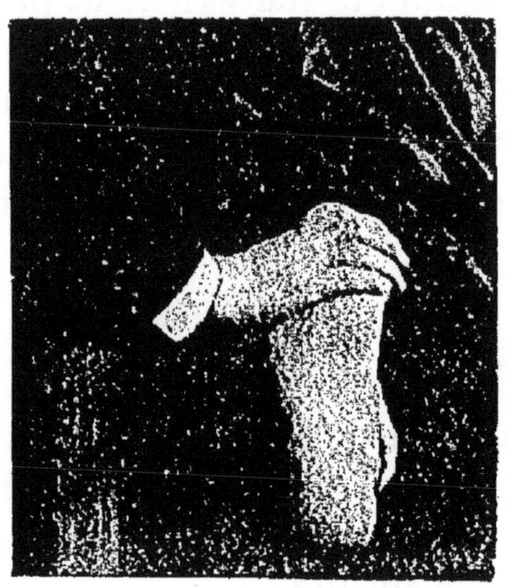

Fig. 22

TÉTANOS

Dans le tétanos rhumatismal, peut-on attendre quelque chose du massage ? Oui peut-être, il y a en sa faveur de solides présomptions.

Forget de Strasbourg a dit avoir guéri un tétanos au moyen de frictions mercurielles, au bout de cinq jours. Des sueurs abondantes annoncèrent la fin de la maladie.

Le Dʳ Garin, au dire d'Estradère, fit masser pendant plusieurs heures de suite par ses élèves, un malade atteint de tétanos. Le succès fut complet.

Quoi qu'il en soit de ces deux observations,

l'application du massage, dans un cas semblable, ne peut laisser que d'intéresser.

CRAMPE PROFESSIONNELLE

La crampe professionnelle affecte certains muscles des doigts, de la main, de la jambe (écrivains, pianistes, cyclistes), à la suite de contractions fortes et prolongées, une tension exagérée.

Le massage ramène en peu de temps la souplesse des fibres musculaires affectées, en rétablissant le taux normal des échanges physiologiques.

TECHNIQUE

La technique nous paraît devoir être composée de l'effleurage prolongé, du pétrissage profond, des pressions modérées, de la gymnastique rationnelle.

On vise plus spécialement la rééducation des mouvements des extenseurs et on traite un peu aussi les muscles antagonistes.

Le massage doit être modéré au début, les séances courtes et répétées deux ou trois fois par jour.

ATROPHIE MUSCULAIRE

Elle provient d'une diminution des fonctions de nutrition du muscle, à la suite d'une affection chronique ou rhumatismale ou par traumatisme.

Le massage dans l'amyotrophie, en même temps qu'il agit mécaniquement sur l'élément musculaire, stimule le système nerveux périphérique et active la circulation capillaire, qui apporte aux muscles les principes nutritifs nécessaires à leur régénération.

TECHNIQUE

On fait des pressions, du pétrissage léger, des mouvements actifs, et surtout on tord les muscles, on les pince, on les percute. Les manœuvres seront conduites avec modération d'abord, et avec énergie ensuite.

ATROPHIE MUSCULAIRE PROGRESSIVE

Cette maladie dépend d'une lésion de la moelle. La plupart des amyotrophies progressives sont rebelles à tout traitement. Quelques-unes cependant peuvent être améliorées et même guéries par le massage. De ce nombre sont la paralysie spinale infantile et la maladie d'Aran-Duchesne.

La paralysie infantile débute ordinairement par les membres inférieurs. Dans la seconde, les muscles de la main sont d'abord atteints, et plus tard ceux des membres inférieurs. Le massage dans ces deux cas, tout en agissant directement et efficacement sur les muscles, influe peut-être aussi indirectement sur la guérison de la lésion médullaire.

TRAITEMENT

On agit d'après les mêmes règles que pour l'amyotrophie locale. On fait du massage général, en insistant sur les muscles atrophiés et sur la colonne vertébrale et ses dépendances. Les manœuvres cependant, varient de forme et d'intensité, suivant les régions à traiter et l'état du sujet. Le traitement est de longue durée. Il faut faire, d'après nous, deux séances quotidiennes d'un massage modéré au début. C'est seulement par une progression méthodique et raisonnée, par une longue et bonne exécution des manœuvres, que l'on peut arriver à un résultat satisfaisant.

FRACTURE

Avant de parler du traitement de la fracture par le massage, nous dirons deux mots sur la valeur de cet agent comme moyen de diagnostic, particulièrement dans les affections par traumatisme.

Les signes qui permettent de distinguer la fracture, ne se montrent pas toujours réunis et bien marqués. D'autre part, des phénomènes résultant d'accidents secondaires, se produisent souvent dans les articulations voisines, lorsque la fracture est située à l'une des extrémités d'un os ou vers son tiers supérieur ou inférieur, comme cela a lieu le plus souvent. Ainsi, dans presque tous les cas de fracture du péroné que nous avons eus à traiter, nous avons constaté une entorse de l'articulation correspondante, et une autre, généralement plus faible, quelquefois plus forte, de l'articulation tibio-tarsienne, et quelquefois même des accidents astragalo-calcanéens.

Ces tiraillements, ces ruptures de ligaments, ces épanchements intra-articulaires, tous ces accidents de voisinage qui sont liés à une fracture ou à une grosse entorse, n'apparaissent pas toujours nettement, et le massage seul éclaire bien sur ce point.

Après les Drs Rizet, Lucas-Championnière et Dagron, nous insistons donc nous aussi, sur la valeur du massage, pour le diagnostic des fractures douteuses et autres accidents plus ou moins importants tels que périarthrites, nodosités, ruptures fibrillaires, etc. Le moindre accident tendineux, de petits arrachements apophysaires, de légères fissures mêmes peuvent être reconnus sans difficulté sérieuse. Ainsi, la résolution des muscles, dans les fractures, lorsque la crépitation est empêchée par des contractures musculaires, est un moyen précieux, quoique cependant il ne soit pas infaillible ni toujours indispensable.

Pour nous, nous considérons que le sens tactile développé de l'opérateur, les caractères de la douleur, de l'ecchymose et du gonflement suffisent généralement pour diagnostiquer une fracture.

L'étude du traitement des fractures par le massage, a été surtout perfectionné par le professeur Lucas-Championnière. Les nombreuses publications qu'il a faites sur ce sujet (traitement des fractures par le massage et la mobilisation, Précis du traitement des fractures, etc.) contiennent des indications fort intéressantes et ont servi de base aux écrits ultérieurs sur cette question. Il est aujourd'hui bien avéré que le traitement de la plupart des fractures par le massage, doit être commencé aussitôt après l'accident : il y a à cela autant d'intérêt que de raison. Que peut-on espérer en effet, du repos prolongé des tissus qu'une violence a désorganisés (vaisseaux et fibres déchirés, liquides dont le cours est arrêté, échanges vitaux entravés, etc.).

Attendre, c'est prolonger inutilement l'état d'anarchie physiologique existant, c'est quelquefois aussi retarder le travail de consolidation et le rendre moins parfait (1). On sait mainte-

1. La massothérapie dans les fractures ne borne pas son action à rétablir la circulation et à régénérer les muscles ; le redressement et l'affrontement des fragments, nous l'avons dit plus haut, sont à la fois l'œuvre de la contraction musculaire et de la main de l'opérateur. On peut même quelquefois, dans certaines limites, notamment dans les fractures incomplètes, augmenter ou réduire le volume du cal, selon le cas, en agis-

nant en effet, que la formation du cal, quoique étant d'essence physiologique, peut, dans une certaine mesure, être facilitée par le massage.

Le massage dans la fracture, avons-nous dit, s'impose dès la première heure.

On le fera, afin d'activer la circulation, de prévenir les épanchements, les ecchymoses et pour donner aux fibres musculaires et nerveuses des mouvements propres à entretenir leur activité, ce qui aide à maintenir les fragments osseux dans leur axe et à former le cal.

Puisque donc le massage doit être commencé aussitôt après la fracture, le traitement de cette affection rentre dès lors en principe dans le cadre des traitements ordinaires, sauf application de la méthode qui lui convient, et le massage précoce ou immédiat, « massage de la fracture », resté seul en présence, est le seul équitable (1).

TECHNIQUE

En principe, nous estimons que le massage immédiat et quotidien sans immobilisation est applicable :

sant sur le trait de fracture lui-même. Cela ne peut être tenté évidemment que par des spécialistes d'une expérience consommée.

1. Ces lignes datent de 1900 et je les reproduis telles qu'elles sont, sans en rien y changer. Je n'avais encore rien lu à ce moment de ce qui a trait spécialement au massage des fractures.

1º A toutes les fractures simples. Nous faisons des réserves seulement en ce qui concerne la fracture des parties moyennes et inférieures de l'humérus. Nous n'avions jamais eu l'occasion de faire l'application du massage immédiat à des fractures de ce genre ;

2º Aux fractures simultanées des deux malléoles, à moins d'exception déterminée par l'importance et le siège de la fracture, ainsi que de l'extrémité inférieure du radius et du cubitus. Je dirai, d'une façon sommaire, quelle est la méthode que j'emploie personnellement.

1º Je fais le massage immédiat, quotidien dans tous les cas de fracture simple avec ou sans déplacement.

2º Dans les fractures avec déplacement, je réduis le déplacement d'abord, je pratique le massage ensuite, et je maintiens les fragments en place à l'aide d'une bande Velpeau.

Nous estimons que les appareils de tout genre, dans la plupart des fractures simples avec ou sans déplacement, empêchent la circulation et produisent de la raideur, de l'atrophie et même de la contracture musculaire. Il est fréquent, il est presque constant, dirons-nous, de voir se produire des indurations sur le trajet des téguments, par compression de l'appareil, malgré toutes les précautions prises à ce sujet, et l'on sait combien ces indurations sont difficiles à résoudre.

OPÉRATOIRE GÉNÉRALE

On traite d'abord les extrémités du membre affecté, puis, successivement toutes les autres parties sous-adjacentes à la fracture, par des mouvements concertés, en remontant peu à peu vers la fracture. On fait au niveau du siège du mal, un effleurage léger suivi de vibrations sur les parties qui avoisinent la fracture. On intéresse ensuite les masses musculaires des parties sus-adjacentes, en utilisant les manœuvres, qui offrent le plus d'intérêt telles que le pétrissage, les pressions, le pincement.

La technique particulière est variable suivant le cas.

FRACTURE DE LA CLAVICULE

La fracture de la clavicule a-t-elle un intérêt particulier pour le masseur ? oui et non. Oui, car cet os est en rapport de voisinage avec des tissus très importants ; non, car la technique du massage, là, somme toute, est très simple et le résultat certain. On sait en effet que la fracture de l'extrémité scapulaire notamment est réparée en très peu de temps.

TECHNIQUE OPÉRATOIRE

S'il y a déplacement, on en fait d'abord la réduction et on porte le moignon de l'épaule en arrière, pour le maintenir. On fait ensuite sommairement le massage de l'avant-bras et celui plus sérieux du bras. Mais c'est du côté de l'é-

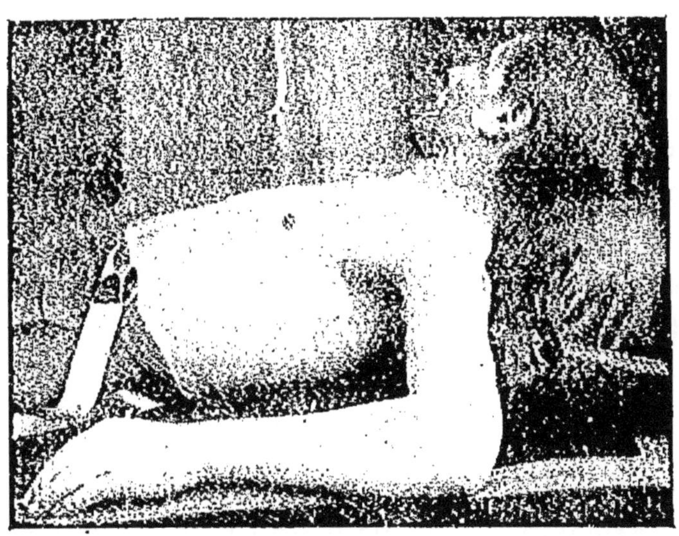

Fig. 23.

paule surtout qu'il faut agir ; les muscles deltoïde et trapèze seront massés spécialement.

En dedans, le grand pectoral et même le sterno-cléido-mastoïdien, si la fracture siège à la partie moyenne ou plus ou loin vers le sternum, ne seront pas oubliés. On fera aussi des pressions sur l'os et des deux côtés de dehors en dedans.

Pour la gymnastique de l'épaule, on commence par des mouvements de l'épaule en arrière ; on fait ensuite l'élévation latérale du bras, puis l'élévation horizontale.

Les mouvements d'élévation verticale et de

rotation seront faits tardivement. Le membre sera soutenu par une écharpe.

Dans la fracture du corps, le malade étant couché, nous conseillons de tenir l'épaule élevée, le bras plié à angle droit et écarté du tronc. Un simple coussin interposé peut le maintenir en place (fig. 23).

Cette position du bras et de l'épaule peut être employée alternativement avec la position pendante du bras.

La durée du traitement varie suivant le siège de la fracture.

FRACTURE DE L'HUMÉRUS

Dans la fracture du col anatomique et du col chirurgical, à moins de mobilité très grande, on peut masser immédiatement.

Il faut ici attendre une semaine avant de faire des mouvements passifs du membre. Ils doivent être pratiqués avec douceur.

Les muscles de l'épaule seront traités minutieusement. Après le massage, on mettra une bande de Mayor.

FRACTURE DU FÉMUR

La fracture du fémur, quel qu'en soit le siège (corps, col ou condyle), doit être traitée dès le début par le massage.

La guérison s'obtient très facilement.

La technique doit être en rapport avec le siège de la fracture.

Dans la fracture des condyles et du col, la mobilisation de l'articulation sera faite avec douceur.

FRACTURE DE LA ROTULE

Exception faite de la suture préconisée par le Dʳ Lucas-Championnière et qui donne paraît-il d'excellents résultats, le massage, dans la fracture de la rotule, doit être employé de préférence à tous les autres modes de traitement. Appliqué quotidiennement dès le début, et avec soin, il prévient les épanchements intra-articulaires, les raideurs et l'ankylose.

TECHNIQUE OPÉRATOIRE

Effleurage progressif de la surface articulaire et de tout le membre, pétrissage des muscles de la cuisse, mouvements passifs de la jointure. Ensuite, on essaye le rapprochement des fragments. On termine par l'application d'un bandage légèrement compressif. Le membre doit être allongé et placé sur un coussin, le talon un peu surélevé.

FRACTURE DES DEUX OS DE LA JAMBE

Il nous semble ici que l'on peut masser immédiatement sans crainte, dans la plupart des cas.

« Il y a des cas qui peuvent être traités par le massage », dit le Dʳ Lucas-Championnière, et il ajoute :

« S'il n'y a pas menace de déformation ; s'il
« n'y a pas fracture spiroïde ; si le broiement
« des tissus n'est pas excessif, si le sujet est
« docile et patient, on obtient des résultats mer-
« veilleux. »

FRACTURES RADIO-CUBITALES

Nous ne dirons rien au sujet des fractures du tibia, du péroné, du tarse, etc. Toutes ces fractures ont été suffisamment décrites par plusieurs auteurs, et il semble aujourd'hui que l'on soit définitivement fixé sur la nature du traitement qui leur convient. Mais il n'en est pas de même des fractures simultanées des deux malléoles ainsi que celle du radius et du cubitus. J'ai traité plusieurs fois des fractures de cette espèce avec grand succès, et j'ose dire qu'une intervention immédiate dans ces cas, me paraît des plus justifiées [1]. Je citerai trois cas seulement à l'appui de ma thèse. Ces faits sont des plus probants, comme on va le voir, et vont plaider ma cause mieux qu'une longue dissertation.

Premier cas. — Au mois de mai 1908, j'eus l'occasion de traiter une fracture par arrache-

---

1. Je fais exception seulement pour la fracture bi-malléolaire par abduction, type de Dupuytren.

ment de l'extrémité inférieure du radius simultanément avec une fracture du cubitus, dans des conditions toutes spéciales et avec un résultat des plus heureux.

M. G..., conducteur des automobiles de place à la Compagnie française de Levallois-Perret, reçut un choc violent par suite d'un retour de manivelle à la paume de la main, d'où une contusion très forte du poignet et fracture des deux os, comme il a été dit ci-dessus. Je fis du massage quotidien à partir du deuxième jour de l'accident, et le continuai sans interruption, en évitant tout mouvement susceptible de produire le déplacement et veillant à la conservation de la forme normale du membre. La guérison fut obtenue définitivement et sans déchet en 25 séances exactement, sans aucun appareil contentif et presque sans bande, le bras tenu en écharpe seulement pendant douze à treize jours. Trente-six jours après l'accident, le blessé put reprendre son travail.

D'autres accidents similaires, que j'ai traités depuis par le même procédé, ont été guéris radicalement et sans déformation, après une durée de traitement variant entre trente et trente-cinq jours. Je dois même ajouter que les fractures radio-cubitales, que j'ai traitées par le massage immédiat, ne présentaient, après guérison, aucune déformation appréciable, ou bien, dans des cas plus sérieux comme celui qui va suivre, la déformation était presque nulle, alors que d'autres, qui avaient été plâtrées, présentaient une déformation beaucoup plus grande. Conclusion en faveur du massage précoce : guérison plus rapide et déformation nulle ou insignifiante.

Deuxième cas. — M. R..., 50 ans, moniteur à la Compagnie française des automobiles, avait une fracture double du radius (tubérosité et apophyse) et une fracture du cubitus située à l'apophyse styloïde, à un centimètre et demi environ. J'ai fait du massage immédiat, quotidien dès le deuxième jour de l'accident, sans application d'aucun appareil. Le blessé est resté douze jours sans venir se faire soigner. Malgré cela, la guérison a été obtenue en cinquante séances exactement, sans déformation pour ainsi dire, la main étant seulement déjetée un peu sur le côté radial. Le blessé a pu reprendre son travail trois mois après l'accident.

Troisième cas. — Il s'agit ici d'un malade atteint de fracture bi-malléolaire qui m'a été confié par M. le Dr Darin et qui a été, comme les précédents, traité par le massage hâtif. Tout a été complètement réparé au bout de quarante-deux jours.

Le Dr Lucas-Championnière a obtenu de bons résultats du massage dans la fracture bi-malléolaire sans mobilité. Dans les fractures avec mobilité, il emploie la méthode mixte.

Avant de terminer ce chapitre, je citerai le

cas d'une fracture de Dupuytren traitée par le massage immédiat, et qui a été guérie dans d'excellentes conditions.

L. Charpentier, 16, rue Roussel, avait une fracture en coup de hache de la malléole externe du pied gauche. Le malade me fut confié par le Dr Darin. Le traitement commencé dès le troisième jour de l'accident, fut fait d'abord quotidiennement pendant vingt jours, et tous les deux jours ensuite. Vingt-huit jours de massage obtinrent une guérison complète.

J'ajouterai que des bandelettes de coton hydrophile placées autour de la malléole et maintenues solidement par une bande Velpeau, empêchèrent le déplacement des fragments et facilitèrent la cicatrisation.

J'estime que le secours de ces bandelettes est précieux dans les fractures malléolaires et autres fractures, et je m'en sers souvent pour ma part, avec profit.

Maintenant, doit-on accepter sans réserve la durée que certains auteurs ont fixée pour le traitement de certaines catégories de fractures ? nous ne le croyons pas. Notre expérience personnelle nous a prouvé qu'aucune règle ne peut être établie péremptoirement à ce sujet et que rien d'absolu ne peut exister pas plus en ce qui concerne les fractures, qu'en ce qui a trait aux autres maladies. Tel sujet plus jeune et dont la constitution est plus robuste, par exemple, voit sa fracture guérir plus vite que tel autre qui l'est moins. D'autre part, les caractères de la fracture qui sont rarement les mêmes, et d'autres circonstances de moindre importance influent également sur la guérison.

MALADIES DES NERFS

NÉVRALGIES

Les névralgies sont la conséquence du froid ou d'un état général mauvais.

Le massage dans les névralgies *a frigore*, a été ces temps derniers l'objet d'applications sans nombre, dont la plupart ont été couronnées de succès.

SCIATIQUE

La sciatique est la névralgie du nerf du même nom. Elle ne se trouve guère que chez les adultes. Un traumatisme, le froid, l'humidité occasionnent souvent cette affection. Elle se complique quelquefois, assez rarement pourtant, de névrite.

La névralgie sciatique se manifeste principalement par de la pesanteur du membre, de l'engourdissement, des fourmillements et de la douleur. Celle-ci, plus vive pendant la marche et s'exaspérant par la pression, peut occuper dif-

férentes parties du nerf : l'échancrure ischia-
tique, la face postérieure de la cuisse, les régions
fémorale et péronéale. Plus tard, on constate
une déformation plus ou moins prononcée de
la colonne vertébrale et une atrophie musculaire du membre affecté.

De tous les moyens employés pour guérir la
sciatique, le massage est non le plus simple assurément, mais le plus sûr. N'est pas comprise
ici, bien entendu, la sciatique par compression
d'une tumeur, qui échappe complètement à l'action du massage.

TECHNIQUE

Pressions, pétrissage, percussion, vibrations.
On fait les mouvements actifs et passifs les plus
divers.

OPÉRATOIRE

Nous sommes d'avis de traiter d'abord séparément et successivement les différentes parties
occupées par le nerf (pied, jambe, cuisse), puis
le nerf tout entier isolément. On fait le pétrissage, les pressions et le tapotement des muscles
qui avoisinent le nerf, puis les pressions sur le
trajet du sciatique avec les pouces ou les autres
doigts. Ensuite on pratique les vibrations du
nerf méthodiquement, en partant de la racine,
des mouvements passifs et des mouvements à
résistance.

L'élongation du nerf a aussi sa raison d'être, et sert efficacement, notamment dans les sciatiques anciennes et tenaces.

Le procédé du genou et l'extension simple sont les moyens que l'on emploie généralement dans ce but. Toutefois, il faut reconnaître que ces procédés d'élongation ne conviennent pas trop dans le cas de complications variqueuses. En tout cas, il ne faut les employer qu'avec prudence.

NÉVRALGIE INTERCOSTALE

Les branches antérieures et postérieures des nerfs dorsaux et surtout les rameaux cutanés ou perforants, peuvent être le siège de douleurs névralgiques. L'affection se montre le plus fréquemment à gauche. Elle produit de la raideur et même de la contracture musculaire, d'où oppression et respiration difficile.

TECHNIQUE

Le massage oppose avantageusement à la névra'gie intercostale des pressions, des hachures, du pincement, des vibrations.

OPÉRATOIRE

Les manœuvres se font sur le trajet des intercostaux et sur les muscles qui coopèrent à la respiration, principalement ceux de l'épaule, les pectoraux, les dorsaux, les sacro-lombaires.

Les pressions entre les côtes s'effectuent généralement avec les pouces. Elles commencent en avant, au milieu du sternum et vont de devant en arrière et de haut en bas, et en arrière au rachis, en se dirigeant de haut en bas et d'arrière en avant et se terminent au niveau de l'angle des côtes.

On applique en outre des hachures sur les côtes, à moins de complications cardiaques, des vibrations par percussion sur les extrémités des intercostaux, la gymnastique rationnelle des bras et du tronc.

NÉVRALGIE FACIALE

Les névralgies de la face concernent les rameaux de la cinquième paire (le massétérin, le naso-palpébral, le buccal, le frontal externe, etc.). La douleur se montre par accès et occupe les points que nous désignons plus loin.

La névralgie faciale orbitaire produit souvent l'œdème des paupières, du larmoiement et du coryza du côté correspondant.

Le massage triomphe toujours de ces névralgies, quel qu'en soit le siège, pourvu qu'il soit bien fait et continué jusqu'au bout. Cela n'est évidemment pas un des plus légers services que nous rend le massage, si l'on songe que cette affection a résisté jusqu'ici à toutes les autres méthodes de traitement.

TECHNIQUE

La technique varie suivant le siège de la névralgie et son degré d'acuité. Toutefois, en raison de la délicatesse des parties de la face et de la faible résistance des fibres, on ne saurait agir ici avec trop de précautions. L'effleurage, le pétrissage, les pressions pointillées, le tapotement léger et les vibrations sont à peu près les seuls moyens à employer. On pratique les vibrations du nerf atteint à son extrémité périphérique, c'est-à-dire au point où la douleur se manifeste (trou sus-orbitaire ou sourcilier et jusque dans les téguments du front, pour le frontal externe ; partie supérieure du nez près du grand angle de l'œil, pour le nasal externe, points sous-orbitaire, malaire et dentaire pour le maxillaire supérieur, points massétérin, auriculo-temporal, dentaire inférieur, trou mentonnier pour le maxillaire inférieur).

TICS DE LA FACE

Différentes parties de la face (le nez, les paupières, le front, les lèvres, etc.), peuvent être le siège de mouvements convulsifs que l'on appelle tics.

Le tic douloureux résulte d'une névralgie du trijumeau, et se différencie des autres tics de la face, par la douleur qu'il produit.

TRAITEMENT

Le massage est, à n'en point douter, le meilleur remède contre cet accident. Il modifie la nutrition intime des tissus et par suite, il fait cesser les phénomènes convulsifs et la contraction des parties.

TECHNIQUE GÉNÉRALE

On fait de la compression digitale, des pressions légères, du pétrissage prolongé, des vibrations. Celles-ci se pratiquent par tapotement médiat sur le nerf atteint et seront prolongées. On en fait également sur le facial.

En outre du massage, l'éducation motrice est employée avec profit pour combattre le tic de la face. Cette éducation des mouvements, que les Drs Brissaud et Mège ont appelée « discipline psychomotrice », consiste d'abord à immobiliser progressivement les parties affectées, de manière à faire cesser les mouvements anormaux, puis à faire des mouvements contraires à ceux qui existent, en vue de rétablir l'équilibre.

Nous sommes d'avis de prescrire l'immobilisation des mouvements involontaires, avant le massage,. et les mouvements antagonistes ou d'immobilisation après.

NÉVRALGIE DENTAIRE

La névralgie dentaire atteint le nerf du même nom. Celle du dentaire supérieur produit de l'hypersécrétion salivaire.

Le traitement de cette névralgie par le massage, comprend les vibrations du maxillaire supérieur pratiquées sur le bouquet sous-orbitaire, au trou du même nom, et sur les rameaux du dentaire inférieur au niveau du trou mentonnier.

On agit également sur le facial.

NÉVRALGIE CERVICO-BRACHIALE

La névralgie cervico-brachiale peut être radiale, cubitale, musculo-cutanée ou médiane. Elle donne lieu à des élancements, depuis l'extrémité supérieure du membre jusqu'à l'extrémité inférieure. Dans la cubitale, les deux derniers doigts de la main sont le siège de fourmillements douloureux ; l'engourdissement et la douleur occupent le pouce, dans la radiale.

Le massage ici est tout indiqué, comme pour

les névralgies précédentes, et s'emploie avec la même efficacité.

On traite d'abord les muscles du bras par le pétrissage et la percussion, et ensuite le nerf affecté par des pressions et des vibrations. On pratique les vibrations sur la partie du nerf qui est accessible aux doigts, c'est-à-dire le bord interne du biceps, pour le médian, le bord interne du muscle huméro-radial à trois travers de doigt au-dessus du pli du coude, pour le radial, à la tête du cubitus, pour le cubital.

Dans les névralgies, *a frigore*, on remarque fréquemment des atrophies musculaires et des troubles nerveux. Ces accidents disparaissent en peu de temps sous l'influence du massage.

NÉVRITE

La névrite rhumatismale s'annonce au début par une douleur vive sur le trajet du nerf et une gêne des mouvements. Elle produit de l'atrophie musculaire.

Le traitement de cette affection par le massage, est à peu près le même que celui de la névralgie. Il faut surtout combattre l'atrophie musculaire qui en résulte, à l'aide de moyens actifs qui régénèrent les cellules.

L'élongation du nerf a été aussi employée par d'aucuns avec succès pour combattre la névrite.

POLYNÉVRITE

La polynévrite est une névrite consécutive à une maladie infectieuse, une intoxication qui affecte à la fois un certain nombre de nerfs périphériques. Elle engendre de l'atrophie musculaire et de la paralysie.

Le massage dans la polynévrite s'emploie avec un succès réel.

NÉVROME

J'ai eu la bonne occasion de traiter un névrome, il y a quelques années, à Versailles, et j'ai pu constater l'heureuse influence du massage dans cette affection.

C'était une dame âgée d'une trentaine d'années, d'une constitution un peu molle, et qui, en outre était affligée d'une adduction très prononcée du pied droit, résultant d'un traumatisme de vieille date. Elle présentait au niveau de la partie moyenne interne du mollet (saphène tibial ou nerfs destinés aux jumeaux), une grosseur ayant tous les caractères du névrome et atteignant le volume d'une petite noix.

Je commençai le massage sur avis du Dr Lesur, son médecin traitant, en me servant des manœuvres les mieux appropriées à son cas (compression digitale, pétrissage et pressions). Après quatorze jours d'un traitement rationnel, la grosseur avait diminué d'un tiers et la malade était ravie. A mon grand regret, je dus cesser le traitement pour rentrer à Paris. Je n'ai plus revu cette dame.

ATAXIE LOCOMOTRICE

L'ataxie locomotrice est caractérisée par des douleurs vives, lancinantes aux membres inférieurs, puis au tronc, à la nuque, à la face, aux viscères. On remarque également des troubles de la vue, de l'ouïe, des voies urinaires, etc. Ensuite apparaissent des troubles de la coordination des mouvements. Ces troubles sont trop connus, pour qu'il soit nécessaire d'en parler ici.

Cette maladie a pour cause ordinaire la syphilis ; elle résulte aussi quelquefois d'excès vénériens, du froid, de grandes fatigues. L'ataxie, par le siège même de ses localisations, est, nous le savons, exceptionnellement tenace. Aussi ne faut-il pas s'étonner outre mesure que la plupart des remèdes employés contre elle échouent et que le massage et l'électricité, qui sont certainement les meilleurs, n'obtiennent pas toujours non plus un résultat décisif. Malgré tout cependant, on est forcé de reconnaître que là même où la guérison est difficile à obtenir, le massage produit une amélioration réelle.

TECHNIQUE

Voici sommairement exposé le procédé que j'emploie dans cette maladie :

Je fais : 1° l'extension du rachis dans la position horizontale ;

2° Une compression manuelle suivie d'effleurage avec les mains de haut en bas, le long du rachis, et de pressions modérées avec les pouces, de bas en haut ;

3° Des pressions plus fortes sur les muscles du dos, pratiquées du rachis en dehors.

4° Le pétrissage et les pressions énergiques des jambes et des fesses ;

5° Le massage abdominal ;

6° L'extension légère du rachis dans la station à genoux.

Enfin, je fais la rééducation motrice lentement et progressivement.

Nous mentionnerons à titre documentaire, et aussi parce que la question nous intéresse, que quelques praticiens ont pu modifier heureusement l'ataxie, en pratiquant la dilatation de l'urètre.

Quelle que soit l'explication que l'on donne à ce fait, il n'en a pas moins une valeur considérable.

PARALYSIE

Les paralysies qui sont traitées avantageusement par le massage, sont : les paralysies périphériques à forme paraplégique dues au froid ; la paralysie qui atteint les femmes nerveuses, hystériques ; la paralysie agitante ou de Parkinson ; la paralysie de l'enfance et ses déformations ; la paralysie infectieuse (syphilis, typhoïde, influenza, fièvre intermittente, intoxication saturnine, etc.) ; la paralysie à forme rapide et curable de Landouzy et Déjerine, par exemple.

Enfin, nous savons, pour l'avoir expérimenté, que certains cas de paralysie consécutive (congestion cérébrale, méningite cérébro-spinale) peuvent s'améliorer par le massage, s'ils ne sont pas trop anciens.

TECHNIQUE

On traite les muscles (pétrissage, pressions, percussion) et les extrémités nerveuses périphériques (insister sur la paume de la main pour le bras et sur la plante du pied pour la jambe), puis on fait des mouvements de gymnastique parfaitement dosés et gradués.

On peut répéter l'opération matin et soir avec avantage dans certains cas spéciaux. Cependant, il faut éviter la fatigue du sujet par un massage trop prolongé et surtout les mouvements trop forts ou trop brusques. Des manœuvres dont la force est portée au delà du strict nécessaire, en effet, peuvent froisser les tissus et congestionner les organes. La loi de comparaison et d'équilibre entre l'état particulier du malade et les manœuvres du massage doit donc être ici même observée.

Maladies du système lymphatique

Le massage, dans les troubles du système lymphatique, a déjà fait ses preuves. Son emploi remonte au moins jusqu'au xiiie siècle. Sœmmering, Broussais et Baglivi en effet, ont parlé de frictions et autres manœuvres stimulantes propres à guérir certaines maladies du système lymphatique.

KYSTE

Le traitement poursuit la désagrégation et l'expulsion de la matière kystique à travers la membrane d'enveloppe, et son élimination par voie lymphatique.

L'écrasement ou le massage forcé du kyste,

semble avoir été avant tout conseillé par Velpeau.

OPÉRATOIRE

C'est d'abord le massage des parties sous-adjacentes, y compris des pressions circulaires à la base du kyste, s'il est volumineux. Ce massage préliminaire, est destiné surtout à émousser la sensibilité très vive, dans certains cas (kystes tendineux et synoviaux), et à préparer les voies dans lesquelles doivent s'engager les éléments du kyste. Viennent ensuite le pétrissage du ganglion et des pressions fixes exercées vigoureusement sur ses parois avec les pouces. Ces manœuvres sont pratiquées verticalement d'abord, sur toute la surface du kyste, et obliquement ensuite, par des mouvements centripètes, en commençant à sa partie inférieure. A la fin du massage, on fait une forte compression.

Le procédé qui consiste à écraser le kyste dès la première séance et sans préparation aucune, outre qu'il est rarement suivi d'effet, n'est pas sans causer des douleurs très vives au patient, ce qui oblige souvent à en adopter un autre, moins expéditif, il est vrai, mais qui n'en est pas moins sûr.

J'ai fait souvent disparaître des kystes après une durée de traitement variant entre cinq et six jours de massage. Dans ce cas, il semble qu'il y a résolution lente et progressive par infiltration à travers la poche kystique. Celle-ci s'amincit peu à peu, se distend, se relâche, puis cède en un point et laisse filtrer à travers sa paroi la matière qu'elle contient, préalablement dissociée, diluée. Ce n'est donc pas dans ces conditions, la rupture complète, immédiate et brusque de la tumeur. C'est la hernie kystique avec tous ses stades.

GOITRE

C'est une hypertrophie de la glande thyroïde.

TRAITEMENT

Il s'agit de modifier les fonctions de nutrition thyroïdiennes et de toute l'économie.

TECHNIQUE OPÉRATOIRE

Nous sommes d'avis de faire une séance de massage général tous les deux jours, et du massage local quotidien.

Le massage général comprendra notamment les pressions énergiques sur les cuisses et le dos, le pétrissage et les vibrations de l'abdomen, le tapotement de la région sacro-fessière.

Le massage local, très modéré d'ailleurs, sera composé seulement du pétrissage, des pressions et des vibrations. Toutefois, peuvent être considérées comme faisant partie de la technique locale, les manœuvres effectuées sur la région du cou et sur les ganglions lymphatiques des régions auriculaire et parotidienne et les mouvements passifs de la tête.

Nous ne croyons pas inutile de rapporter le fait que Zabludowski croit avoir obtenu un bon effet du tapotement sur la colonne vertébrale, dans le goitre.

Nous puisons là, pour notre part, un élément de plus en faveur de la méthode indirecte.

ANTHRAX

Il ne nous sera pas trop difficile de démontrer l'utilité du massage dans une affection aussi caractérisée et où la circulation joue certainement un très grand rôle.

TRAITEMENT

Le traitement de l'anthrax doit être local et général.

Le traitement local a pour but de rallier les toxines pathogènes à un travail de destruction locale et en même temps de circonscrire, de localiser leur action.

Le traitement général a pour effet immédiat d'augmenter les circulations et l'activité des agents de défense (phagocytes) qui fortifient la résistance du malade. Il sera pratiqué aussitôt que possible, c'est-à-dire avant que l'infection se soit propagée à l'économie.

TECHNIQUE OPÉRATOIRE

On fait d'abord du massage général avec le pétrissage, les pressions, la percussion, en insistant davantage sur la région lombo-abdominale. On applique ensuite le traitement local consistant en effleurage circulaire de la tumeur et des parties adjacentes, ainsi que des vibrations pointées.

ENGELURES

Le massage convient parfaitement dans les engelures, à titre de modificateur de la circulation sanguine et lymphatique, et comme stimulant du tissu dermique.

La chaleur mordicante, le gonflement, la rougeur et la démangeaison insupportable font place en peu de temps à un sentiment de calme et de bien-être. Quatorze à quinze jours de traitement suffisent généralement pour les faire disparaître complètement.

TECHNIQUE

Compression manuelle, effleurage profond, mouvements passifs des articulations voisines.

On ajoute à cela le pétrissage des muscles adjacents.

On fait une compression modérée après le massage, et on conseille au patient de tenir de préférence les parties atteintes dans une position horizontale.

CONTUSIONS

Les résultats histologiques du massage observés par le Dr Castex, dans la contusion, sont des plus concluants ; mais, en ne considérant même que les simples effets cliniques, très faciles à constater, le massage immédiat, prudemment appliqué dans cet accident, offre des avantages incontestables.

TECHNIQUE

Il semblerait tout d'abord que la technique d'une affection si simple en apparence du moins, dût être facile : il n'en est pas toujours ainsi cependant. Le massage des contusions présente beaucoup de variations. Lorsque la contusion est légère, superficielle, l'épanchement insignifiant (premier degré), qu'elle porte sur de grandes masses musculaires, la technique est simple, à quelques variations près. Mais dans la contusion avec lacération de fibres, rupture capillaire importante (deuxième degré), le massage doit être réglé de façon à ne pas étendre le foyer, les manœuvres énergiques dans ce cas, n'ayant le plus souvent d'autre effet certain que d'augmenter l'inflammation et d'amener la désagrégation des tissus contusionnés.

Dans le cas où il existe des varices superficielles, on doit être plus circonspect encore, car les veines dilatées peuvent s'ouvrir facilement en raison de la faible résistance des fibres portée à la dernière limite par la contusion, et provoquer un épanchement plus considérable que celui que l'on se propose de faire disparaître. On se bornera donc tout d'abord dans ces conditions, à faire des manœuvres douces telles que la compression, l'effleurage superficiel (la compression intermittente est du meilleur effet dans la contusion récente), en y ajoutant le pétrissage et les pressions des parties saines avoisinantes et les mouvements passifs du membre ou de la partie du corps correspondante.

Au début du traitement, dans les cas sérieux, les séances seront très courtes et devront se répéter deux ou trois fois par jour. Il y a là du reste, comme dans les autres cas, un ordre, une progression de moyens à instituer, d'après les symptômes existants et la marche de l'affection.

ÉPANCHEMENTS SANGUINS

Le sang circule normalement quand il est abondant et que les voies de communication sont libres et en bon état. Mais lorsqu'il vient à s'arrêter dans une partie, pour une cause quelconque (congestion passive ou hémorragie traumatique), il faut le pousser mécaniquement vers des régions plus éloignées. Cette extravasion forcée du sang, sa dissémination sur une surface plus large, est la condition la plus favorable à sa résorption.

La résorption d'un épanchement se produit plus ou moins facilement, plus ou moins vite, selon la nature des moyens mis en œuvre pour la faciliter. La laxité des tissus, l'augmentation de la chaleur locale, la fluidité du liquide épanché, le mouvement qu'on lui imprime sont autant de conditions favorables à la résorption et qui dépendent du massage.

AFFLUX DE SANG A LA TÊTE

Nous avons eu maintes fois l'occasion de constater le bien-fondé de l'opinion qui attribue au massage une action réelle dans tous les cas où la tête est le siège de phénomènes dépendant d'un trouble de la circulation.

TRAITEMENT

1° Refouler le sang de la tête vers le centre, en agissant sur les veines périphériques ;

2° Produire une dérivation à l'abdomen et aux extrémités inférieures, de manière à équilibrer la circulation générale.

TECHNIQUE GÉNÉRALE

Il faut, à notre avis, opérer de la façon suivante : on fait d'abord de l'effleurage comme il a été dit pour la migraine. Ensuite, on exerce des pressions légères sur les veines frontales, temporales, faciales et occipitales ainsi que des pressions et des vibrations sur les jugulaires, puis, des pressions plus énergiques sur le cou côté postérieur, depuis la nuque jusqu'aux épaules, les vibrations du grand auriculaire, la circumduction de la tête, etc.

Enfin, on fait le pétrissage des muscles des épaules, du dos, des cuisses, la rotation des pieds, le pétrissage et les vibrations de l'abdomen. Chacune de ces manœuvres doit être faite dans des proportions définies.

PLAIES

Plaies et massage semblent se contrarier à première vue, on les prendrait volontiers pour deux antithèses : le raisonnement et la pratique cependant peuvent les concilier. Voici notre opinion entière sur ce point.

Nous pensons que le massage, dans certaines plaies avec perte de substance, peut donner d'excellents résultats, s'il est appliqué avec méthode.

A l'hôpital Beaujon, j'ai eu à traiter, il y a quelques temps, deux cas de plaies anciennes avec suppuration abondante, chez deux dames opérées, l'une à la suite d'une piqûre faite par une arête de poisson, l'autre, pour une cause qui m'a échappé depuis, et dans les deux cas j'ai constaté une amélioration sensible de la plaie dès les huit ou dix premiers. jours. Sous l'influence du traitement massothérapique, les fonctions cellulaires augmentaient d'énergie, le pus diminuait et la cicatrisation se faisait plus vite.

OPÉRATOIRE

Le principal de l'acte opératoire consiste, lorsque l'état de la plaie le permet, à traiter celle-ci d'après les principes établis par le D\` Erdinger pour le massage des ulcères variqueux. A cet effet, on interpose une compresse de gaze antiseptique vaselinée afin de ne pas trop irriter les tissus et dans un but d'antisepsie facile à comprendre. On fait le massage de

la plaie, et on nettoie ensuite s'il en est besoin,
avec un tampon de coton hydrophile légèrement
imbibé d'eau oxygénée ou même simplement
d'eau chaude bouillie.

ADHÉRENCES

Le massage réussit souvent à corriger les
adhérences, par un travail lent et minutieux,
dont une partie de la technique est indiquée à
l'article adhérences de l'utérus.

A la suite de plaies cicatrisées au visage ou
ailleurs, pour atténuer les inconvénients résultant de cicatrices vicieuses, assouplir et étendre
la peau et les fibres sous-jacentes, le massage
est le seul agent capable d'obtenir un bon résultat. Il nivelle les parties par action mécanique
et physiologique, en déplaçant les molécules
cellulaires de nouvelle formation et en stimulant les éléments actifs des combustions interstitielles. Le résultat bien entendu, sera d'autant
meilleur que l'on agira plus vite.

A l'hôpital Beaujon (juillet 1907) j'ai eu l'occasion de traiter deux cicatrices plutôt disgra-
cieuses, quoique cependant inévitables, du
maxillaire inférieur, chez une dame opérée d'un
abcès dentaire et que l'interne de la salle m'avait
confiée.

Il s'agissait là d'abord de remédier aux inconvénients résultant d'une rétraction de la peau, de la raideur et de l'atrophie des muscles. Il fallait ensuite s'occuper du côté esthétique de la question, c'est-à-dire de corriger les cicatrices dans la mesure du possible, ce à quoi je me suis attaché spécialement. Au bout de dix-huit jours de traitement, le résultat obtenu fut tel que cette dame en était enchantée.

ACCIDENTS CONSÉCUTIFS
AUX BRULURES

Dans les accidents consécutifs qui dérivent des brûlures (rétraction de la peau et des muscles, cicatrices vicieuses, atrophie), le massage est tout indiqué et produit des résultats sérieux et tangibles.

Pour la technique, voyez l'article précédent.

MALADIES DES YEUX

De tous les procédés thérapeutiques employés jusqu'à ce jour, aucun assurément n'a été reçu avec plus de faveur que le massage dans les maladies des yeux. Cela tient évidemment à ce que l'intérêt qu'il présente au double point de vue de la technique et du résultat pratique, est considérable.

Donders de Londres a, l'un des premiers, préconisé le massage en ophtalmologie, et depuis, bien des praticiens l'ont employé avec succès même dans des cas sérieux et en apparence les plus complexes. C'est donc, aujourd'hui un des points de la massothérapie à la fois les plus appréciés et les mieux connus.

Pour nous, il nous semble que dans beaucoup d'affections des yeux, nous voulons dire dans celles assez nombreuses qui dépendent d'un état général mauvais (lymphatisme, scrofule, intoxications), ou qui dérivent d'un traumatisme, une atonie des fibres locales (froid, paralysie), on peut employer le massage avec confiance. Il va sans dire qu'une attention minutieuse et constante est nécessaire pour mener à bien un travail de ce genre.

Nous avons divisé les affections des yeux traitées par le massage, en deux classes : 1° les affections par traumatisme et celles qui dépendent d'une cause locale (froid, atonie, paralysie), qui ne réclament qu'un traitement local (à ce groupe se rattachent les affections dues à une cause générale peu grave) ; 2° celles qui sont sous la dépendance d'un trouble sensible de la nutrition, et qui peuvent nécessiter en plus, par conséquent, un traitement général.

ECCHYMOSE DES PAUPIÈRES

On traite cet accident conformément à la technique des bosses sanguines, sauf modification en ce qui concerne l'opératoire. Les manœuvres doivent être douces, progressives et auront une importance en rapport avec l'état des organes et le degré de l'inflammation.

On peut faire du massage deux ou trois fois par jour.

ÉPANCHEMENTS SANGUINS INTRA-OCULAIRES

Le Dr Grandclément a, dit-on, guéri un cas d'hémorragie intra-oculaire par le massage.

Pour notre compte, nous considérons un pareil résultat comme très possible. On sait depuis long-temps déjà en ophtalmologie, que les frictions et la compression faites sur le globe de l'œil, dans le cas d'épanchement séreux intra-oculaire, en poussant le cristallin et l'iris en arrière, dégagent l'espace de Fontana et permettent la filtration du liquide épanché.

On suppose que les épanchements sanguins intra-oculaires peuvent être éliminés par les mêmes voies et par le même procédé.

Quoi qu'il en soit, le traitement devra être commencé immédiatement après l'accident, sous peine d'insuccès. Les séances seront très fréquentes et peu prolongées. On fera de la compression digitale, des pressions et des vibrations. On applique après chaque séance un bandage compressif.

BLÉPHAROPTOSE

Cette affection peut être causée par le froid, un relâchement des fibres du releveur, la paralysie.

On fait nécessairement du massage excitant tonique. Le traitement est quelquefois très long. Le raisonnement le plus habile ne vaut certes pas la moitié d'un fait, et celui que nous allons citer est assez éloquent en lui-même, pour convaincre les plus pessimistes de la valeur du massage dans le blépharoptose.

A l'hôpital Lariboisière (octobre 1906), dans le service du Dr Gaillard, chez un hémiplégique de cause spécifique, dont le releveur de la paupière du même côté était paralysé, j'ai obtenu de très bons résultats du massage en quarante jours. J'ajouterai que le malade avait été soumis au traitement spécifique pendant deux mois, sans aucun effet pour son releveur, quand je commençai le massage, et que celui-ci donna un résultat appréciable dix jours après, résultat qui ne fit que s'accroître jusqu'au trente-huitième jour, époque où le malade pouvait être considéré comme guéri.

Il est à noter d'autre part, que le releveur qui était complètement inerte avant le massage et alors que le reste de l'hémiplégie allait mieux, avait repris à peu près son état normal sous l'influence du traitement massothérapique, cependant que la paralysie du bras et de la jambe n'était pas arrivée au même degré de résolution.

BLÉPHARITE

La blépharite est le plus souvent liée à un état lymphatique du sujet et demande un traitement en rapport avec la cause.

Toutefois, en raison de l'inflammation qui est ici parfois assez intense, le massage oculaire sera d'abord composé seulement de l'effleurage, des vibrations intermittentes et légères et d'une compression douce.

STRABISME

Le massage et la gymnastique rationnelle dans le strabisme, en agissant sur les fibres motrices de l'œil, tendent à équilibrer l'action binoculaire et à diminuer la déviation.

On commencera le traitement le plus tôt possible. Il peut être appliqué deux fois par jour.

KÉRATITE PHLYCTÉNULAIRE

On peut faire du massage direct sur la conjonctive, en se servant d'une substance médicamenteuse active telle que le sulfate de soude porphyrisé ou la poudre de calomel.

Si l'affection s'accompagne d'un état lymphatique prononcé, on fait du massage général pour améliorer les fonctions de la nutrition et empêcher les récidives.

BLÉPHAROPHIMOSIS

Il est congénital ou consécutif à des solutions de continuité ou à des inflammations.

Dans les deux derniers cas, cette affection peut être modifiée par la massothérapie.

TRAITEMENT

Massage et mouvements de gymnastique de l'œil et des muscles de la face.

CONJONCTIVITE

La conjonctivite simple ou catarrhale, la granuleuse, la phlycténulaire, la pustuleuse ou papuleuse peuvent se traiter avec succès par le massage.

Dans la conjonctivite catarrhale, ce moyen agit comme un stimulant résolutif.

Dans la granuleuse, il produit une hyperémie locale qui a pour conséquence la résorption des granulations.

Dans la phlycténulaire et la pustuleuse, l'action du massage local pourra être soutenue au besoin, par un traitement général.

SCLÉRITE ET ÉPISCLÉRITE

Les inflammations chroniques de la sclérotique, sont, comme les précédentes, susceptibles de guérison par le massage.

HYDROPHTALMIE

C'est l'augmentation de volume du globe de l'œil, due à la distension des enveloppes, par

suite de l'hypersécrétion qu'elles renferment.
Massage actif suivi de compression.

AMBLYOPIE, AMAUROSE

Elle résulte soit d'une affection de la rétine,
soit d'un trouble nerveux de la cinquième paire,
ou une névrose, l'albuminurie, une intoxication
urémique.

Dans certaines amblyopies asthéniques et
sympathiques, le massage pourrait, selon nous,
être utilisé comme un stimulant tonique des
fibres motrices de l'œil et un modificateur de la
nutrition locale.

Pour être plus sûr d'arriver à un bon résultat, il faut faire en même temps du massage général.

DIPLOPIE OU VUE DOUBLE

Elle est produite, par une maladie nerveuse,
ou le strabisme, les taches de la cornée, la faiblesse du système nerveux, la fatigue.

Nul doute que le massage ne rende d'utiles
services, dans certains cas de diplopie.

Le traitement doit varier selon la cause.

GLAUCOME

Il y a, dans le glaucome, stase veineuse,
œdème, obturation des voies de dérivation et

accumulation des liquides dans l'intérieur de l'œil.

Le glaucome chronique peut être causé par la goutte, le rhumatisme, l'âge critique chez la femme et les troubles de la menstruation.

Ces quelques détails, qui peuvent paraître superflus ici, à première vue, ont pour nous, au contraire, une très grande importance au point de vue du traitement.

Des expériences tentées par divers spécialistes, ont démontré que dans certains cas de glaucome, le massage, par son action hyposthénisante à la fois et résolutive, diminue la tension intra-oculaire et les autres symptômes qui l'accompagnent.

Il est permis de croire que la guérison de cette affection au début, en particulier dans la forme chronique inflammatoire à marche lente, peut être obtenue, si le massage est commencé de bonne heure.

Lorsque le glaucome coïncide avec un trouble de la menstruation ou la suppression du flux hémorroïdaire, on fera en même temps des manœuvres capables de produire une dérivation sur l'utérus ou l'intestin (méthode indirecte).

La technique locale dans le glaucome peut être copiée, à quelques variations près, sur celle que nous avons indiquée pour les épanchements intra-oculaires.

TECHNIQUE GÉNÉRALE

Pour le massage des yeux, le malade doit être couché la tête un peu élevée, ou assis sur un lit, un canapé, la tête légèrement renversée en ar-

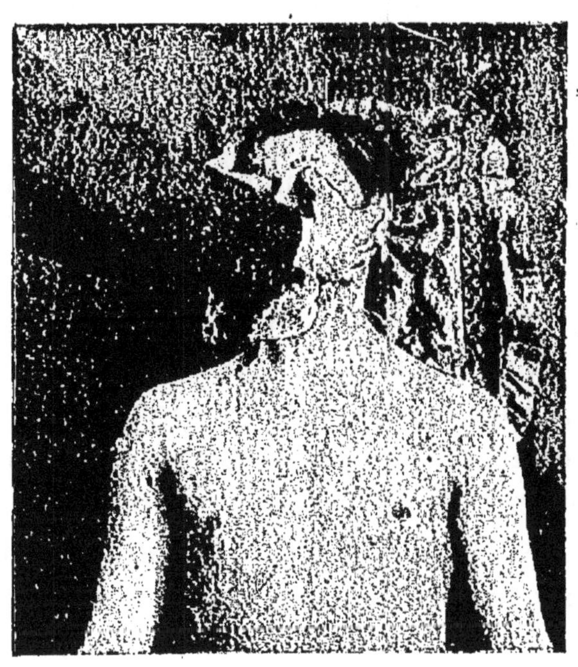

Fig. 24

rière et maintenue par un oreiller (fig. 24). Les deux yeux sont traités successivement l'un après l'autre.

La durée du massage des deux yeux, y compris les parties voisines, peut varier entre dix et quinze minutes[1].

Le massage local comprend les manœuvres principales suivantes :

1° La compression douce et progressive des globes oculaires et celle plus forte des tempes, dans tous les cas où l'inflammation rend les manœuvres difficiles, et toutes les fois que la douleur est vive. Cette manœuvre est surtout avantageuse lorsque les muscles de l'œil sont fatigués, ou bien qu'ils se trouvent dans un état de spasme convulsif. Son action, dans les deux cas, se résume exactement en ceci : elle calme la douleur et le spasme, diminue la fluxion, la rougeur et les sécrétions.

La compression est faite avec les dernières phalanges des trois doigts du milieu de chaque main, appliquées sur les paupières fermées, l'extrémité des doigts dépassant légèrement l'enfoncement de la paupière supérieure. Des vibrations légères des yeux suivent généralement la compression.

2° L'effleurage du front, des mouvements circulaires sur les tempes et autour du petit angle de l'œil, l'effleurage léger des globes oculaires et du muscle orbiculaire, commun. Cette manœuvre augmente l'activité des vaisseaux lym-

---

1. L'effleurage simultané des deux yeux avec les pouces, peut se faire néanmoins dans les cas légers.

phatiques et des glandes, stimule les fibres des organes et fait circuler l'humeur.

L'effleurage est radiaire ou circulaire.

L'effleurage radiaire est fait de mouvements souples et légers pratiqués sur les yeux, la paupière supérieure baissée, avec les pouces, l'extrémité dirigée en haut, depuis le centre de la cornée jusqu'au bord adhérent des paupières.

Dans cette manœuvre, c'est la paupière elle-même qui se déplace et agit sur le globe oculaire.

L'effleurage circulaire se compose de mouvements centrifuges faits sur les globes oculaires, la paupière supérieure baissée, avec les pouces ou deux doigts réunis, l'index et le médian ou le médian et l'annulaire, en partant du grand angle de l'œil pour finir au côté externe, à l'angle de terminaison des paupières. Toutes ces manœuvres doivent être faites avec dextérité.

Il convient maintenant de faire remarquer que l'effleurage employé dans le massage oculaire, est susceptible de varier suivant les besoins. Parfois même, dans le blépharoptose par exemple, quoique le nom d'effleurage lui reste, son allure générale et ses effets sont à peu de chose près ceux des pressions elles-même

3° Les vibrations. Cette manœu   , la plus importante de toutes, agit sur les parties profondes des organes de la vision, elle produit la contraction des fibres et augmente l'activité des lymphatiques. Précédée ou non de la compression, elle diminue la fluxion et l'inflammation.

L'effleurage et les vibrations faites en sens divers sur les paupières, excitent en outre les glandes sébacées et modifient les fonctions de sécrétion de la chassie.

Les vibrations se pratiquent : 1° sur les côtés externes (lacrymal, temporo-lobaire), en appuyant le pouce sur le côté de l'œil droit et l'index sur le côté de l'œil gauche ; 2° sur les côtés internes, avec le pouce ou l'index d'un côté et le médian de l'autre ; 3° au centre de l'œil, sur l'extrémité de la paupière supérieure baissée.

On opère aussi les vibrations du frontal externe sur ses rameaux descendants, à la paupière supérieure, près du grand angle de l'œil, ou, ce qui est préférable, sur les filets ascendants, au-dessus de l'arcade sourcilière, au trou sus-orbitaire.

Les vibrations transversales des paupières s'obtiennent en plaçant les deux ou trois premiers doigts de la main droite sur chaque paupière simultanément, et en donnant à celles-ci des mouvements légers de balancement à droite et à gauche.

L'aération, qui consiste à soulever et à baisser les paupières plus ou moins rapidement avec les pouces ou les autres doigts, a une certaine valeur dans les inflammations chroniques de la conjonctive, de la cornée et agit à l'égal des vibrations sur les fibres des paupières.

Enfin, les pressions et les vibrations de la muqueuse olfactive, le massage du cou et des régions occipitale, auriculaire et parotidienne, les vibrations du facial, les pressions énergiques des jambes, le pétrissage abdominal (méthode indirecte) peuvent, les uns, combattre les phénomènes du stade aigu, s'ils sont bien employés, et les autres, servir utilement dans la plupart des affections chroniques des yeux (ophtalmie, conjonctivite).

TRAITEMENT GÉNÉRAL

En ce qui touche le traitement général, le massage varie nécessairement selon qu'il s'agit d'obtenir une révulsion ou un ou plusieurs points dérivatifs ou une amélioration de la nutrition. Dans ce dernier cas, les pressions et la percussion en forment la base. On vise plus directement les extrémités inférieures et l'abdomen, et on emploie la gymnastique de la tête, des bras, du tronc, des jambes dans cet ordre. Celle-ci, bien entendu, doit être passive ou active suivant les cas.

MALADIES DU NEZ

TRAUMATISMES

Le massage du nez, dans les accidents traumatiques (contusions, fractures), est à la fois avantageux et facile. Il se fait d'après les règles prescrites pour chacun de ces accidents en particulier, en tenant compte seulement de ce que la délicatesse de la peau du visage et la proximité des yeux, dans ce cas, rendent nécessaires quelques précautions.

OPÉRATOIRE

Les pressions du nez à l'extérieur se font :
1° Transversalement à la base, de haut en bas, à droite et à gauche avec le pouce et l'index, le pouce d'un côté, l'index de l'autre ; 2° sur le pyramidal, de bas en haut, en passant sur la bosse nasale et les parties latérales du nez jusqu'à la racine ; 3° de bas en haut, dans le sillon de séparation du nez vers la joue.

On fait le pétrissage du nez, de bas en haut,

avec le pouce et l'indicateur, le pouce à droite, l'indicateur à gauche, depuis la base jusqu'au sommet.

Les vibrations se pratiquent avec le pouce et l'index réunis sur la pointe du nez, sur le nerf naso-lombaire à la peau du lobule, et à la base de l'os du nez, sur le nasal externe, sur les faces latérales du nez vers la racine.

Pour le massage interne, voir l'article suivant.

CORYZA

L'efficacité du massage dans le coryza n'est pas douteuse. Cela ressort notamment des expériences qui ont été faites dans ces quinze dernières années. Aussi, n'insisterons-nous pas sur ce point.

TECHNIQUE .

Le massage interne pratiqué avec une sonde légèrement coudée, dont l'extrémité est entourée d'ouate, selon la méthode Garnault, est tout spécialement indiqué à cause de son action directe sur la muqueuse nasale. L'effleurage et les pressions dirigés de bas en haut sur la muqueuse doivent être modérés, les vibrations rapides, légères, intermittentes et de courte durée. On aura soin tout d'abord d'insensibiliser la muqueuse à l'aide d'applications cocaïnées. On peut aussi très utilement, à n'en point douter, pratiquer des vibrations à l'extérieur, comme il a été dit à l'article précédent. Enfin, le massage du cou et des régions occipitale et frontale, dans le coryza au début, produit un très bon effet, qui s'explique aisément d'ailleurs.

Il reste définitivement acquis cependant, que les manœuvres internes sus-mentionnées, quand elles sont bien appliquées, constituent pour le traitement du coryza chronique et du catarrhe naso-pharyngien, l'appoint le plus solide.

MALADIES DE L'APPAREIL AUDITIF

HÉMATOME DU PAVILLON

On traite l'hématome du pavillon comme une ecchymose ordinaire ou une simple tumeur sanguine. Les manœuvres du début seront pratiquées avec douceur.

Mode opératoire

Les pressions se font : 1° Sur la face antérieure de l'oreille et circulairement avec les pouces, de dehors en dedans jusqu'au tragus ; 2° sur le lobule, de haut en bas ; 3° sur la face postérieure, dans la même direction que les précédentes ; 4° derrière l'oreille, avec l'index et le médian, depuis l'apophyse mastoïde et perpendiculairement à l'auriculaire postérieure et à la temporale, jusqu'à l'angle de la mâchoire inférieure.

OTALGIE

J'ai eu l'occasion d'expérimenter sur moi-même le massage dans l'otalgie, et je dois dire que le résultat a été des plus satisfaisants.

Technique opératoire

On opère des vibrations sur le pavillon de l'oreille avec la paume de la main, puis sur le tragus, sur les nerfs auditifs externes (articulation temporo-maxillaire) sur l'auriculaire postérieur et le facial avec un doigt ; enfin on produit des vibrations par traction de l'aile et du lobe successivement.

On obtient certainement le meilleur effet des vibrations en introduisant une sonde dans le conduit auditif.

D'autre part, les insufflations d'air sont très recommandées dans les inflammations chroniques du tympan. On pince les narines et on souffle fortement sans lâcher le nez. L'air pénètre ainsi dans les oreilles par la trompe d'Eustache et repousse le tympan, qui se soulève avec un bruit caractéristique. Ce soulèvement du tympan stimule beaucoup sa vitalité.

Toutefois, ce moyen pourrait avoir des inconvénients sérieux, dans le cas où le nez serait en même temps le siège d'un catarrhe abondant, un écoulement purulent. Quoi qu'il en soit, on ne saurait oublier que les vibrations internes, dans l'otalgie, constituent l'aliment primordial du traitement.

MASSAGE DES LÈVRES

.Les affections des lèvres justifiables du massage sont assez rares. Néanmoins, nous donnons ici la méthode à suivre pour l'emploi des
manœuvres dans tous les cas où ce traitement

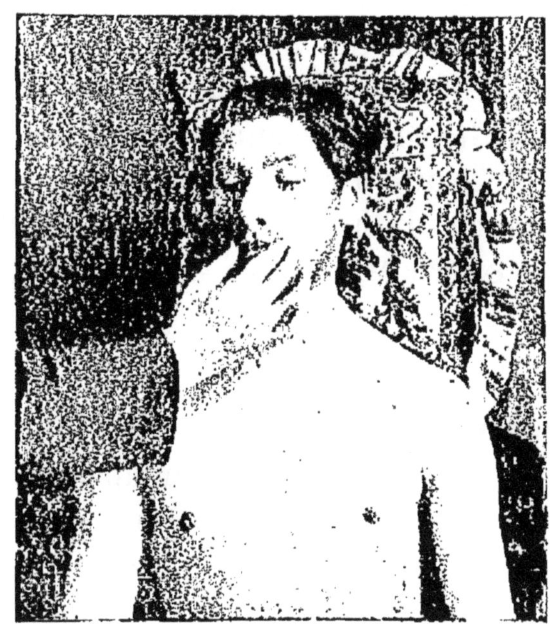

Fig. 25

est jugé utile (ecchymose, certains cas de sto-
matite, paralysie labio-glosso-pharyngée).

Dans le massage des lèvres, les manœuvres
se font : 1° circulairement et parallèlement aux
fibres de l'orbiculaire ; 2° sur la lèvre supérieure, de haut en bas, depuis la partie médiane, en suivant la direction de la faciale ; 3°

aux extrémités, depuis les commissures labiales et dans la même direction que les précédentes ; 4° verticalement sur la lèvre inférieure et de haut en bas, jusqu'à la région hyoïdienne, en passant sur les muscles du menton.

On pratique les vibrations : 1° avec l'index et le médian posés sur la ligne médiane et imprimant à celles-ci des mouvements de bas en haut, pour la lèvre supérieure, et de haut en bas pour la lèvre inférieure ; 2° de gauche à droite ou de droite à gauche ; 3° sur les commissures, le pouce d'un côté et l'index de l'autre (fig. 25) on opère également sur le facial.

GINGIVITE

Nous ne nous arrêterons pas bien longtemps sur cette question, qui est secondaire en définitive, et qui intéresse beaucoup plus souvent le médecin et le dentiste que le masseur. Cependant, le massage des gencives, dans les inflammations chroniques et surtout dans la gangrène scortatique, est, nous semble-t-il, non seulement très pratique, mais aussi efficace et utile.

Le traitement a pour objet de tonifier les gencives, d'effacer les congestions et de raffermir les dents.

Technique opératoire

On fait du pétrissage sur les deux faces des arcades alvéolaires avec l'extrémité palmaire de l'index, puis des pressions dirigées de bas en haut pour la gencive supérieure ; 2° en arrière, de dehors en dedans dans la direction du palais ; 3° pour celle de la mâchoire inférieure, de haut en bas vers le sillon gingivo-labial ; 4° dans le sillon, de devant en arrière, en partant de la partie médiane des gencives. On fait au préalable un lavage chirurgical des mains.

On peut se servir d'un doigt en caoutchouc.

MALADIES DE LA GORGE

Quelle que soit la méthode que l'on emploie, dans le traitement des maladies de la gorge par le massage (méthode vibratoire telle que l'ont pratiquée tout d'abord des spécialistes connus comme Braun et Garnault, traitement mixte, c'est-à-dire massage externe combiné aux vibrations internes ou massage externe seulement), les résultats sont toujours appréciables et des plus satisfaisants. J'ai moi-même obtenu des résultats favorables de l'emploi du massage externe seulement, notamment dans certains accidents au début. Après quelques séances bien faites, on voit la douleur disparaître, les congestions s'effacer et la lymphe sécrétée en excès par les muqueuses diminuer.

Opératoire

Pour le massage du cou, dans les maladies de la gorge (amygdalite, aphasie, laryngite et pharyngite) on peut procéder de deux façons différentes, suivant le cas.

Première méthode. — Le malade se trouve dans la station assise, la tête maintenue dans une position verticale par rapport à l'axe du corps.

Nous ferons remarquer avant d'aller plus loin, que dans cette position, les jambes du patient doivent reposer à terre complètement et les bras sur les cuisses. Si les jambes ne reposent pas bien à terre en effet, le malade se fatigue vite, et si les bras sont pendants le long du corps ou ne reposent qu'imparfaitement sur les cuisses, les muscles des épaules et du cou sont tirés en bas, d'où un massage forcément difficile. D'un autre côté, si la position que prend le sujet est fatigante, le sang afflue à la tête et à la gorge et le but visé n'est pas atteint. Enfin la tête ne doit être fléchie en arrière, de même qu'elle ne doit pas être fléchie en avant pour le massage du cou côté postérieur, car cette flexion de la tête en avant ou en arrière con-tracte les muscles de l'une ou l'autre région du cou.

Le sujet se trouvant donc dans la position que nous avons décrite, l'opérateur se place debout derrière lui. Il fait d'abord de l'effleurage sur les côtés latéraux du cou, puis sur toute la par-tie antérieure de haut en bas, avec les deux mains. Puis, il fait des pressions moderées sur les parties latérales, depuis les régions mastoï-dienne et parotidienne jusqu'à la clavicule. En-suite il traite le devant du cou (amygdales, os hyoïde et les muscles qui s'y attachent), en insistant sur la région malade. Il termine par des vibrations et un effleurage sur toute la région du cou.

Deuxième procédé. — Le patient se trouve dans la position demi-couchée ou assise. Le masseur, placé devant le sujet, soutient, s'il en est besoin, la tête de ce dernier avec une main placée derrière la nuque, puis avec la main restée libre, il agit sur une des parties latérales du cou avec le pouce, de haut en bas et de dedans en dehors, ensuite, il change de main et agit sur l'autre partie par le même procédé.

Pour la partie antérieure, il opère avec une main seule, le pouce d'un côté, les autres doigts de l'autre.

AMYGDALITE

Pour le massage dans l'amygdalite, on fait d'abord de l'effleurage rectiligne, comme il est dit plus haut ; ensuite on fait des pressions modérées de haut en bas, depuis le maxillaire inférieur jusqu'à la clavicule et on termine par des vibrations rapides et prolongées sur les amygdales. Celles-ci se pratiquent en plaçant le pouce et l'index de la main droite sur le côté droit et l'index et le médian de l'autre ; elles peuvent être latérales ou longitudinales. Leur durée moyenne est de deux à cinq minutes, suivant le degré de l'angine.

J'ai employé plusieurs fois le massage dans l'amygdalite, et j'en ai toujours obtenu d'excellents effets. J'ai même réussi, par deux fois, à résoudre une angine commençante, en deux séances exactement.

LARYNGITE ET PHARYNGITE

La laryngite et la pharyngite peuvent, sinon au même degré que l'angine, du moins dans certaines limites, être améliorées par le massage.

C'est surtout dans les congestions déterminées par une fatigue, des efforts répétés (son d'instruments, chant, solfège, déclamation) que son action est la plus réelle.

Technique opératoire

Effleurage de haut en bas sur la partie antérieure du cou, vibrations sur les deux côtés de la trachée jusqu'au-dessous du maxillaire inférieur. On fait au préalable le massage de la partie postérieure du cou, à l'effet de stimuler la vitalité des nerfs correspondants.

Le massage direct de la muqueuse pharyngienne, malgré certaines difficultés techniques qu'il présente, produit incontestablement les meilleurs effets dans les affections chroniques, les états hypertrophiques, les atonies musculaires. On se sert pour cet usage, nous l'avons dit déjà, d'une sonde métallique ou même d'une sonde semi-rigide avec extrémité renflée et garnie d'ouate. On vibre en promenant la sonde sur toute la surface de la muqueuse, la portion supérieure ou nasale d'abord, puis la paroi postérieure, les parois latérales, la partie inférieure, etc.

Le massage de la gorge toutefois, renferme des considérations techniques très importantes, comme celles-ci : à l'extérieur, il faut éviter les pressions trop fortes sur les gros vaisseaux, les glandes et notamment sur le pharynx, qui pourraient produire des accidents fâcheux, et à l'intérieur, des mouvements mal assurés, des vibrations mal faites, qui pourraient irriter les muqueuses et congestionner les organes.

MALADIES DES ORGANES RESPIRATOIRES

Le massage dans les maladies des voies respiratoires, n'est pas un mythe, comme beaucoup semblent le croire (ce que nous savons du mécanisme de la respiration fortifie cette opinion), et il a donné d'ailleurs des résultats assez satisfaisants, pour qu'on lui accorde aujourd'hui la place qui lui revient. Dans la bronchite aiguë et chronique, la grippe, l'asthme, la pleurésie on a obtenu des améliorations sensibles et même des guérisons.

Parmi les anciens, Areté, Celse, l'ont recommandé spécialement dans la pleurésie avec épanchement ; Malgaigne, dans l'asthme et la bronchite chronique. De nos jours, ce mode de traitement est accueilli avec faveur dans les milieux compétents, et procure des avantages sérieux. J'en ai moi-même retiré des profits réels dans la bronchite et l'hyperémie passive du poumon. N'est-il pas rationnel d'admettre en effet que certaines manœuvres rubéfiantes agissent sur la peau à l'instar des révulsifs et produisent une réaction salutaire ? L'effet du massage est moins prompt que celui de certains révulsifs, c'est certain, mais il est plus étendu et plus durable. Il a en outre l'avantage de pouvoir être répété plus souvent. Il faut noter aussi que l'action du massage est infiniment plus variée que celle des révulsifs ordinaires et que la circulation n'est pas la seule qui soit avantagée par ce remède, l'action des muscles et des nerfs jouant elle aussi, dans ce cas, un rôle bien défini et contribuant à guérir.

En résumé, le massage général, en particulier celui du thorax est, en même temps qu'un bon révulsif, un stimulant des systèmes lymphatique et nerveux. Il agit également sur l'athrésie bronchique, sur la paresse des fibres musculaires et élimine les produits d'exsudation pathologique qui obstruent les canaux et gênent la respiration. Chez les enfants prédisposés à la tuberculose, le massage et la gymnastique modérée produisent une meilleure circulation et une asmilation plus saine, en même temps qu'une dilatation du thorax, ce qui est un résultat excellent au point de vue prophylactique de cette maladie. Peut-être même, dans certains cas de tuberculose déclarée, le massage bien fait combiné à une bonne hygiène, agit-il favorablement comme régénérateur de la nutrition en général et des muscles en particulier.

Technique générale

La technique du massage, dans les affections des voies respiratoires, est étendue, variée, complexe même, si on la compare avec celle de la plupart des autres maladies.

Le massage général est de règle dans la plupart des cas. Certaines régions cependant doivent être plus particulièrement visées, ce sont: les parois thoraciques, les muscles des bras et des jambes, le cou, l'abdomen. Les régions du dos et des côtes qui sont les plus importantes, doivent être traitées minutieusement.

On fait quelquefois des hachures modérées sur le dos, depuis la naissance des épaules jusqu'aux reins. Le malade sera debout ou assis pour cette opération, dans cette dernière station de préférence. Mais en aucun cas il ne doit courber le dos, si l'on veut que la percussion porte sur des muscles relâchés et si on veut éviter la congestion des organes.

Contre la bronchite et la congestion pulmonaire, on emploie les pressions du dos le pétrissage abdominal, l'effleurage des jambes, la gymnastique passive des bras et du tronc.

Dans la pleurésie avec ou sans épanchement, on utilise les pressions dorsales et sur les parties latérales de la poitrine dirigées surtout vers les aisselles, le massage énergique des intercostaux, des hachures sur les côtes et dans le dos. à moins de complications cardiaques.

Enfin, la compression manuelle des côtes au-dessous ou au niveau de l'exsudat au moment de l'inspiration, aide à faire résorber l'épanchement, de même que la gymnastique respiratoire sert à combattre les adhérences.

Les vibrations du thorax s'obtiennent en plaçant les deux mains à plat sur les parties latérales, à leur extrémité inférieure, et en produisant des mouvements plus ou moins rapides. Elles doivent commencer au moment où les côtes s'abaissent, diminuer progressivement d'intensité à mesure que les côtes s'élèvent et cesser complètement quand l'inspiration est à moitié faite. Le malade doit respirer la bouche ouverte pendant l'opération.

Nous sommes porté à croire que chez les malades atteints de pleurésie avec épanchement, quelle qu'en soit la cause, et ayant même déjà subi la ponction, le massage est le meilleur agent pour obtenir une guérison complète. Dans l'asthme, c'est le massage abdominal (pétrissage et vibrations), l'effleurage et le pétrissage des gros muscles, les mouvements passifs généralisés, le tapotement léger du grand dentelé, les vibrations du thorax et du pneumogastrique.

Enfin, produire une circulation plus régulière, une révulsion locale ou générale, suivant le be-

soin, et un bon fonctionnement des organes digestifs, tel est le but proposé dans la plupart
des cas. Luig et après lui Estradère ont conseillé de faire placer les mains du sujet derrière
la tête, pour le massage des côtes, dans les maladies des poumons. A notre avis, cette position
des bras contracte les muscles des épaules et

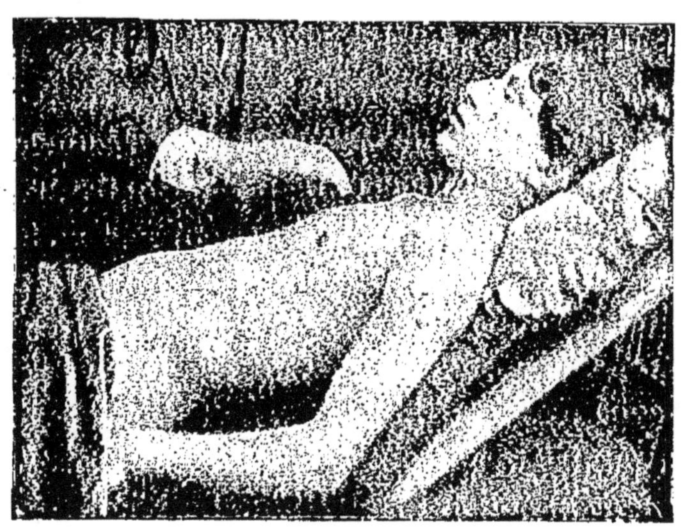

Fig. 26

du thorax, comprime des branches artérielles
et veineuses très importantes et gêne plutôt la
respiration. Il est préférable, si la station horizontale qui est certainement la meilleure n'est
pas adoptée, de faire tenir les mains à hauteur
des épaules, les avant-bras pliés en avant et
formant avec les bras des angles presque droits.
Cette position des bras relâche mieux les muscles des épaules, de la poitrine et des côtes

et permet le massage des régions à traiter.

Nous avons dit plus haut, qu'en ce qui concerne la face antérieure du thorax, aucune espèce de percussion n'était applicable sur cette région, si ce n'est le tapotement digital et le tapotement médiat. La compression, les vibrations par percussion (fig. 26), l'effleurage, le pétrissage léger, le frôlement, les pressions douces et la respiration artificielle sont les seules manœuvres à employer sur la face antérieure du thorax.

Parlons un peu maintenant de la rééducation respiratoire, cette seconde partie du traitement si importante. La respiration, dans les maladies des bronches et du poumon, doit être aidée, favorisée par tous les moyens. Il faut respirer amplement, profondément. On ne doit pas exagérer cependant ; il ne faut pas trop tendre l'arc respiratoire et surtout on ne doit pas provoquer mal à propos une inspiration. La respiration, à notre avis, ne doit être ni essentiellement thoracique, ni diaphragmatique, ni abdominale, mais les trois à la fois. Elle doit se faire lentement et progressivement, dans la station semi-couchée de préférence, les bras écartés du tronc et les jambes légèrement fléchies, ou bien dans la station assise, les bras sur appui. Dans tous les cas, et notamment dans la station assise, il importe que le sujet n'ait pas d'entraves, que le thorax surtout soit complètement libre, que les vêtements et le corset chez la femme ne gênent pas son expansion. Les épaules seront portées un peu en arrière et en haut.

La respiration peut être accompagnée de mouvements passifs ou de mouvements actifs modérés. Une complète harmonie doit exister entre la respiration et ces mouvements.

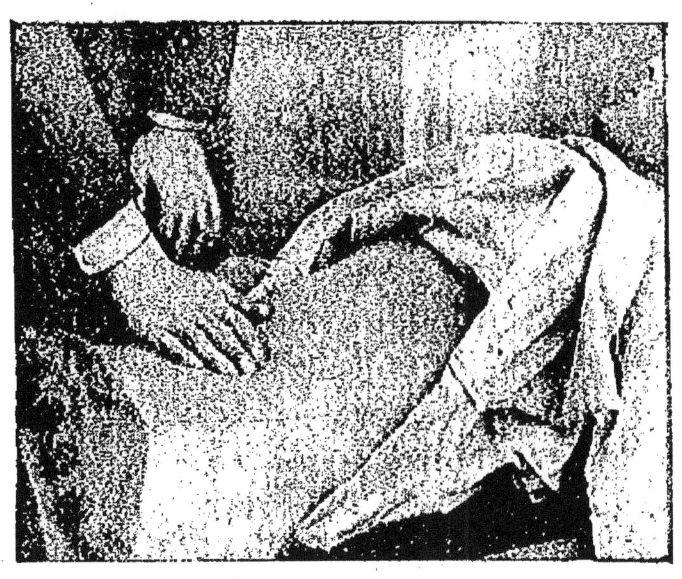

Fig. 27

Pour les exercices respiratoires à employer, voir le chapitre consacré à la gymnastique médicale.

Je recommande les vibrations de l'abdomen, je ne connais rien de mieux, pour parfaire la fonction respiratoire, dans les maladies du poumon. L'exécution en est très simple. On pose la main droite à plat sur l'abdomen au-dessous de l'ombilic (fig. 27), et on fait des mouvements de pression rythmés, à raison de deux ou trois par seconde, suivant le cas, en procédant comme il est dit pour la respiration artificielle dans l'asphyxie. Le malade, pendant que l'on opère, ne doit pas chercher à conduire sa respiration, il doit la laisser s'accomplir tout simplement. On peut aussi pratiquer les vibrations, en plaçant l'extrémité palmaire des trois doigts du milieu sur la partie de la paroi abdominale que bordent les deux dernières fausses côtes de droite ou de gauche, selon le cas.

MALADIES DES ORGANES DIGESTIFS

S'il est aujourd'hui un point définitivement acquis à la thérapeutique, c'est bien que le massage appliqué au traitement des maladies des organes digestifs est un moyen curatif d'une très grande valeur.

Les Drs Cautru, Hugon, Salignat ont fait ressortir l'avantage d'une intervention par le massage, et l'on sait de fait que la valeur de ce traitement est réelle dans un grand nombre de cas. La laxité des parois abdominales permettant d'agir directement sur les organes, un réseau vasculaire très grand, une circulation intense, un centre d'activité sécrétoire de premier ordre et des voies d'excrétion spéciales, tout cela constitue un milieu très propice à l'influence du massage.

CONSIDÉRATIONS GÉNÉRALES

Le massage abdominal varie beaucoup suivant l'effet à obtenir. Il doit être excitant et superficiel dans l'indigestion ; profond et modéré dans la constipation ; excitant et profond dans la dyspepsie névrosthénique, la diarrhée et l'entérite chroniques, etc.

Pour le massage de l'abdomen, on a présenté un très grand nombre de méthodes qui ont

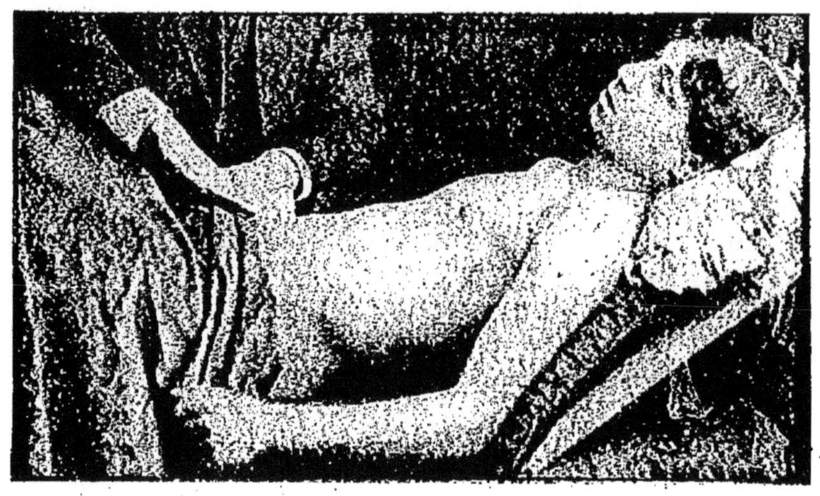

Fig. 28

chacune leur bon et leur mauvais côté, mais dans lesquelles, à notre idée, pour le plus grand nombre du moins, il n'est pas tenu assez compte des deux principes essentiels que voici :

1° L'opérateur doit faire face au patient. Ainsi placé, l'opérateur voit beaucoup mieux les régions sur lesquelles il doit agir et peut en même temps observer le malade, ce qui n'est pas sans importance, comme l'a justement fait remarquer Marfort.

2° L'extrémité des doigts dans le massage

doit autant que possible être dirigée en avant, du côté où se font les manœuvres et dans la direction des vaisseaux (fig. 28). On sait que c'est l'extrémité de la pulpe des doigts qui agit d'ordinaire pour ce travail. Cette partie en effet, qui est le vrai centre de l'activité tactile, est souple, mobile et se prête on ne peut mieux à tous les mouvements de la main. Les doigts posés de cette façon, glissent d'ailleurs plus facilement sur la peau, se meuvent dans tous les sens et explorent minutieusement les régions sur lesquelles ils passent ; l'opérateur en outre suit des yeux les mouvements, les corrige à volonté et leur donne plus de mesure. Comme on le voit par ce qui précède, les avantages de ce procédé sont nombreux et indiscutables. En ce qui concerne la percussion de la paroi abdominale, je n'emploie guère, pour ma part, que les vibrations par percussion douce avec l'extrémité des phalanges et le tapotement simultané des doigts. Les vibrations ordinaires, bien faites sur cette région, ont du reste tous les avantages de la percussion et n'en ont pas les inconvénients.

GASTRALGIE

Bon nombre de diathèses et de maladies organiques provoquent la gastralgie, ce sont : les maladies nerveuses, les affections génitales, l'anémie, le rhumatisme, la goutte, etc.

Symptômes : douleur épigastrique, ballonnement du ventre, dyspepsie, constipation, fatigue. Le massage bien dirigé peut guérir complètement la gastralgie. Son action paraît très simple, elle est en tout cas certaine. Aucune explication ne prévaut sur les faits.

Technique

Le traitement devra être dirigé d'abord contre la cause déterminante. Au point de vue local, on fait de l'effleurage, des pressions modérées, du pétrissage et des vibrations légères.

Opératoire

L'effleurage peut se faire avec les deux mains. Il doit être spiroïde ou concentrique, de préférence. Les pressions se font de l'extrémité gauche de l'estomac à l'extrémité droite. Elles seront modérées et peu prolongées. On fait toujours précéder ces manœuvres du pétrissage de l'abdomen, et on les fait suivre des vibrations épigastriques.

La séance se termine généralement par un nouvel effleurage.

DYSPEPSIE

Le massage, si justement réputé et si employé dans la dyspepsie, a pour effet certain d'augmenter la sécrétion des glandes qui concourent à la digestion et de modifier la qualité de leurs produits (suc gastrique, bile, sucs entérique et pancréatique) en fortifiant tous les organes de l'appareil digestif.

Technique

La technique varie suivant la forme de la dyspepsie et l'état général. Le massage abdominal doit être fait à jeun, sauf exception.

Il sera plus ou moins profond, selon qu'il s'agira de modifier plus ou moins profondément la nutrition locale.

Chez les dyspeptiques nerveux, les arthritiques, les neurasthéniques, le massage local sera ce qu'il doit être, c'est-à-dire un excitant des contractions gastriques et intestinales, en même temps qu'un moyen de réforme circulatoire, et le massage général lui viendra naturellement en aide.

Quand la dyspepsie s'accompagne d'un peu de gastrite et lorsque pour des raisons quelconques on intervient après le repas, le massage abdominal sera superficiel (effleurage circulaire suivi d'effleurage spiroïde et de vibrations). Celles-ci peuvent se pratiquer de plusieurs façons différentes : par pression directe, par tapotement digital, par frôlement. On peut encore utiliser les vibrations glissées. Elles peuvent être localisées à la région gastrique [1] ou s'étendre aux deux hypocondres et même à tout l'abdomen. Leur objet est de contracter les muscles abdominaux d'abord et le muscle stomacal ensuite.

Le massage général, dans tous les cas où il est indiqué, en supprimant la cause directe, améliore à la fois les fonctions digestives et l'état général.

INDIGESTION

L'indigestion a lieu par insuffisance des contractions musculaires de l'estomac.

Le massage dans cette affection, s'il est pratiqué au début, produit un résultat des plus heureux.

Technique

On fait de l'effleurage léger, le pincement des muscles abdominaux, des vibrations par tapotement digital. Celles-ci seront appliquées en outre sur l'intestin, d'après le procédé indiqué à l'article constipation. L'effleurage général est nécessaire, on le conçoit, pour stimuler les capillaires, les muscles et les nerfs périphériques. Il nous paraît utile également de faire le pétrissage des muscles fessiers, sacro-lombaires et transverses et les pressions dorsales.

---

1. Les nerfs vagues coopèrent à la digestion en favorisant les mouvements péristaltiques de l'estomac (Claude Bernard).

GASTRITE

La gastrite subaiguë et la gastrite aiguë légère peuvent être modifiées heureusement par le massage.

Technique

J'ai déjà employé avec succès, contre cette affection, le procédé suivant : 1° pétrissage et vibrations profondes de l'intestin ; 2° pressions énergiques des cuisses, des fesses, du dos, des côtes ; 3° vibrations légères sur la région épigastrique et jusqu'aux deux hypocondres, en longeant les fausses côtes.

Dans la gastrite chronique simple, le massage modéré, s'il est employé régulièrement pendant un temps suffisant, produit toujours une amélioration de l'état local et de l'état général.

DILATATION DE L'ESTOMAC

Elle consiste dans un relâchement des fibres de la membrane musculeuse de cet organe.

Le massage modifie cet état. Par les réformes physiologiques importantes qu'il fait subir à la muqueuse gastrique, aux filets nerveux et aux vaisseaux qui l'alimentent, il fait reprendre à l'estomac dilaté son volume primitif et ses fonctions normales.

Technique

Des manœuvres locales ordinaires (pressions, pétrissage léger, vibrations) et un mode opératoire déjà connu. On traite également tout l'abdomen et on utilise ensuite les mouvements passifs du tronc.

Lorsque l'on soupçonne que l'état général du malade influence quelque peu l'état local, qu'il y a corrélation entre ces deux états, on fait du massage général en rapport avec la cause.

MASSAGE DU GROS INTESTIN

Si nous ne donnons pas au massage du gros intestin, si vulgarisé aujourd'hui, une définition large et détaillée, nous lui faisons du moins une technique spéciale qui nous est propre et qui est de plus, on le verra, d'une application très facile. L'octroi de ce privilège, au massage du gros intestin, est justifié, tant par l'importance physiologique de l'organe que par la valeur thérapeutique du traitement et son emploi fréquent dans la technique générale.

Position du patient. — Pour la bonne exécution d'un massage abdominal, le patient doit se trouver dans la position couchée, c'est-à-dire le tronc un peu élevé, les jambes légèrement fléchies et reposant sur le lit, les genoux en dehors. Cette position, d'après nous, est préférable à toute autre. Nous estimons en effet que le demi-décubitus dorsal avec les jambes légèrement fléchies et les genoux fermés ou peu ouverts est quelquefois fatigante pour le sujet, et que la position des genoux à demi fléchis et élevés est plutôt gênante pour l'opérateur.

Position du masseur. — Le masseur doit se placer à la droite du sujet et lui faire face.

Effleurage

Pour l'effleurage de l'abdomen, je procède comme il est dit à l'article aménorrhée.

Pétrissage

Le pétrissage du gros intestin se fait surtout par des mouvements de pression souples et légers pratiqués sur les parois abdominales, avec l'extrémité palmaire des trois doigts du milieu de chaque main, sur tout le parcours de l'organe (fig. 29). Les mains ainsi placées, dépriment alternativement et graduellement la paroi abdominale par une pression douce et entraînent l'intestin dans ce mouvement.

Pressions

Pour les pressions, j'opère de deux façons différentes, selon que l'abdomen est sensible ou non, souple ou dur, aplati ou saillant, maigre ou adipeux.

Premier procédé. — Je pars de la région cœliaque, en appuyant modérément avec la face palmaire des quatre derniers doigts de la

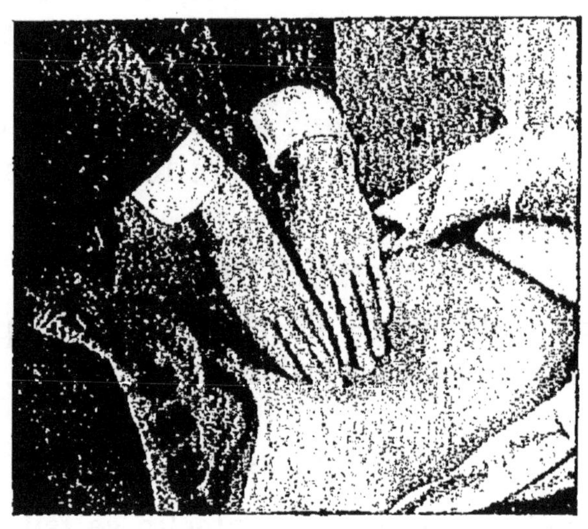

Fig. 29

main droite ou des deux mains, selon le cas, en suivant le trajet du côlon ascendant jusqu'à hauteur de la crête iliaque. Je fais faire aux doigts, à cet endroit, un quart de tour à droite, sans cesser le mouvement, et j'agis sur l'intestin avec la paume de la main, en suivant exactement la ligne du côlon transverse jusqu'à la courbe du côlon descendant. A ce moment, les doigts décrivent de nouveau un quart de cercle à droite et travaillent le côlon de gauche, dont ils suivent la direction, en appuyant assez fortement jusqu'au rectum.

Pour franchir avec plus de facilité les deux courbes du côlon, celle de droite surtout, et lorsque le foie malade, offrant des inégalités, rend les pressions ordinaires moins faciles, sur cette partie de la paroi abdominale, je fais des mouvements de rotation ou de balancement à droite et à gauche, en glissant légèrement avec les doigts. Ces mouvements forment ce que j'appellerai des pressions ondulées ou des ondulations.

Second procédé. — 1° Les deux pouces reposant par leur face palmaire sur la région cœliaque, les extrémités dans une direction perpendiculaire à l'axe du corps et se touchant, je fais des pressions sur l'intestin avec ces doigts; jusqu'au haut du côlon ascendant. Puis, à mesure que les doigts avancent sur la paroi abdominale, je les fais pivoter sur leur extrémité, qui change ainsi peu à peu de direction.

2° J'agis sur la partie initiale du côlon transverse et au niveau de la vésicule biliaire, avec le pouce droit d'abord, le pouce gauche, l'éminence thénar et le talon de la main ensuite, jusqu'à la partie antérieure du rebord costal droit ; 3° de là, j'opère avec les extrémités digitales des deux mains jusqu'à hauteur de l'S iliaque ; 4° la main droite précédant la main gauche, fait des pressions avec la pulpe des doigts, l'extrémité dirigée en haut, et l'autre main agit de même avec le rebord cubital jusqu'au rectum.

Nous ferons observer que les pressions avec la pulpe des doigts, l'extrémité dirigée en haut, sur le trajet de l'S iliaque, sont mieux exécutées et en même temps mieux supportées du patient que ne le sont les pressions faites avec l'extrémité des doigts en bas, sur la région cœliaque.

Vibrations

Je pratique les vibrations du gros intestin : 1° sur le cul-de-sac du cæcum, par pression directe avec l'extrémité des trois doigts du milieu ; 2° sur la courbe du côlon descendant, par le même procédé ou par tapotement médiat.

Enfin, la main posée à plat sur la région hypogastrique et exerçant des vibrations au nombre de 110 à 120 par minute, produit des mouvements destinés à réveiller les fibres sensitives du grand sympathique, qui amènent à leur tour le mouvement vermiculaire et péristaltique de l'intestin.

CONSTIPATION

La constipation est causée ordinairement par un arrêt des sécrétions de la muqueuse intestinale ou une altération des sécrétions biliaires, une atonie des organes digestifs.

Les effets du massage dans la constipation sont toujours très bons et quelquefois merveilleux.

L'intéressante observation qui va suivre est significative et très probante à ce sujet. M. O..., 38 ans, concierge, rue Clément-Marot, était atteint d'une maladie d'estomac que l'on traitait depuis près de deux ans par des moyens ordinaires, et d'une constipation opiniâtre. Il avait une douleur sourde à l'épigastre, des maux de tête, de l'insomnie ; les digestions étaient mauvaises, l'appétit nul. Le malade n'allait à la selle qu'à la suite de lavements ; il était faible, émacié, subictérique. Dès la quatrième séance, les selles furent normales, l'appétit meilleur, et vingt-huit jours après le malade était guéri.

Ce fait précis entre tous, permet de faire de nombreuses constatations thérapeutiques et physiologiques. Il démontre bien surtout — c'était là notre but — que le pouvoir évacuant du massage, dans les maladies des organes digestifs, est aussi réel et aussi décisif que son action sécrétoire et tonique.

Technique générale

Pétrissage, pressions et vibrations de l'intestin, tapotement de la région fessière et sacrée. On agit sur le gros intestin, à droite, sur le cul-de-sac du cæcum et plus haut autour du foie, à gauche, sur la courbe du côlon descendant et sur l'S iliaque jusqu'au rectum. On peut ajouter à ces manœuvres, les mouvements passifs des jambes, et, dans le cas d'atonie locale ou générale notamment, quelques mouvements actifs des bras et du tronc tels que la flexion du corps en avant et en arrière, la rotation des reins, l'élévation verticale des jambes dans le décubitus dorsal, le mouvement de redressement du corps dans le décubitus ventral.

Si le malade est débilité, le massage général est nécessaire pour donner du ton aux muscles et une plus grande activité aux organes. Mais en tout cas, lorsqu'il s'agit d'une constipation opiniâtre, le massage des muscles fessiers, lombaires et dorsaux doit être considéré comme partie intégrante du traitement.

Berne prétendait que le massage limité à la vésicule du foie suffit à combattre la plupart des cas de constipation rebelle et notamment dans les stases biliaires.

Sans vouloir diminuer en rien la valeur du massage de la vésicule biliaire, dans la constipation, il nous paraît néanmoins que les manœuvres dans ce cas, doivent être larges, étendues le plus possible, c'est-à-dire généralisées à tout l'abdomen. C'est là, croyons-nous, le meilleur moyen d'améliorer l'état vasculaire local, ce qui aide beaucoup à la guérison.

D'autre part, les manœuvres opérées en même temps sur l'intestin provoquent des mouvements vermiculaires et péristaltiques qui se transmettent à la vésicule du foie et facilitent l'écoulement de la bile. En effet, s'il est permis de supposer que la présence de la bile dans l'intestin détermine ou facilite les contractions de l'organe, on peut supposer également que les contractions intestinales peuvent se transmettre, par l'intermédiaire du pneumogastrique, à la vésicule biliaire et modifier ses fonctions spéciales. En définitive, dans la constipation, qu'elle qu'en soit la cause, nous préférons beaucoup à ce massage partiel, le massage généralisé à tout l'abdomen.

Cela ne veut pas dire bien entendu que les manœuvres essentielles du massage, dans certains cas, ne doivent pas être faites sur la vésicule biliaire, ni que la plus grande attention de l'opérateur ne doive se porter de ce côté.

OCCLUSION INTESTINALE

L'occlusion intestinale peut être produite par un rétrécissement spasmodique, une torsion de l'intestin, un étranglement, une invagination, une obstruction de matières fécales.

Le beau résultat que nous avons obtenu dans un cas de hernie scrotale, dont nous ferons l'exposé plus loin, nous engage à penser que le massage préparé avec méthode et bien conduit, peut aussi vaincre l'occlusion intestinale, pourvu toutefois qu'on le commence en temps utile.

Le massage dans l'occlusion a été expérimenté avec succès par de nombreux praticiens. Piorry et Delpech, dans leurs publications, en ont fait une mention spéciale. Bossu (Anthropologie, Paris, 1876) le recommandait également.

Traitement

Quelques auteurs ont cité des cas d'iléus caractérisé guéris par le massage abdominal.

Pour notre part, nous estimons que si dans l'occlusion par obstruction des matières fécales durcies, le massage abdominal, par des pressions mécaniques et des mouvements incitateurs spéciaux, peut facilement améliorer le cas, c'est-à-dire désagréger les matières accumulées, les pousser plus loin dans l'intestin et provoquer les mouvements péristaltiques, il n'en est pas de même dans l'invagination et la torsion intestinales. Dans ces derniers cas, le massage abdominal seul offre sans conteste moins de chances de guérison, et nous conseillons, pour plus de sécurité, de lui adjoindre le massage général.

Le traitement général dans ce cas, en agissant sur les nerfs périphériques et sur les muscles, facilite sans conteste les mouvements spéciaux de l'intestin. En outre, ce procédé permet d'insister un peu moins sur le massage abdominal et d'éviter ainsi les accidents que peuvent provoquer des manœuvres locales trop prolongées ou trop énergiques.

Dans les accidents d'occlusion reconnaissant pour cause une invagination chronique, dit le Dr Jalaguier, il convient d'abord d'employer l'insufflation de l'intestin, l'électricité et le massage. Et il ajoute : ces moyens doivent être mis en œuvre avec prudence afin d'éviter les ruptures de l'intestin.

Opératoire

Le malade sera couché sur le dos et dans une position favorable au relâchement des parois abdominales, que nous connaissons déjà. On fait de l'effleurage, du pétrissage léger et des vibrations : voilà pour le massage local. Le traitement général comprendra notamment les pressions énergiques sur le dos, le pétrissage et le tapotement des muscles fessiers, le pétrissage et les pressions des jambes.

Si un premier massage ne produit pas l'effet voulu, on en fait un autre une heure après, et même un troisième au besoin.

ENTÉRITE

L'entérite peut être aiguë, subaiguë ou chronique.

Le massage, parfaitement applicable dans tous les cas d'entérite chronique simple, peut l'être aussi quelquefois dans l'entérite subaiguë, concurremment avec une médication appropriée.

Les effets du massage, dans l'entérite, se traduisent ordinairement par une amélioration rapide de l'état local due à une augmentation de l'activité des vaisseaux et des fibres, à une élimination des déchets intestinaux et un travail plus normal de la muqueuse.

Technique

Les bras, les reins, le dos seront traités par des manœuvres révulsives (pressions, percussion), l'intestin, par l'effleurage et les vibrations, les membres inférieurs, par le pétrissage, les pressions et la gymnastique rationnelle.

DIARRHÉE

Dans la diarrhée chronique notamment, le massage se recommande chaudement et à des titres divers, soit qu'on l'emploie seul, soit qu'on l'utilise conjointement avec une médication spéciale.

L'hypersécrétion de la muqueuse intestinable est diminuée, ses fibres sont tonifiées et généralement tout rentre dans l'ordre après quelques séances de massage bien conduit.

Dans les diarrhées persistantes et sous température, le massage général est précieux. Il rétablit les fonctions normales de l'intestin et modifie en même temps la nutrition.

Technique

Le pétrissage, les pressions douces et les vibrations profondes constituent le massage local, et une révulsion générale à la peau complète le traitement.

Dans la plupart des cas, chez l'enfant surtout, on se trouve bien de faire deux séances quotidiennes de massage local de dix à douze minutes chacune.

PTOSES VISCÉRALES

Le massage dans les ptoses (entéroptose, néphroptose) modifie l'état, la position nouvelle des organes en stimulant les ligaments suspenseurs et en augmentant leur contractilité.

Technique générale

Pétrissage, pressions, vibrations, mouvements rationnels.

On fait également l'aération des organes du bassin. Celle-ci s'opère en soulevant lentement les organes du bassin avec les deux mains posées à plat sur la région hypogastrique, et par le même procédé que celui qui a été exposé à l'article soulèvement de l'utérus. Le sujet, pendant ce temps, aura les jambes allongées, le bassin surélevé par un coussin placé sous les reins.

HERNIE

S'il ne faut pas s'exagérer les avantages du massage, s'il est bon même de se prémunir contre un certain préjugé qui le représente comme un remède souverain contre toutes les maladies, du moins serait-il illogique de vouloir le placer sous la tutelle de quelques rares affections qui arrêteraient son essor. Le fait suivant va le démontrer.

Au mois de juillet 1898, je fus appelé auprès de X..., employé à Bastia. Ce malade qui était affligé depuis plusieurs années d'une hernie scrotale gauche fort développée, fut pris à cette époque de douleurs locales très vives, de vomissements, maux de tête violents et fièvre. A l'hôpital où il fut transporté vers 2 heures de l'après-midi, une opération fut décidée. Mais X... qui était nerveux, n'eut pas la patience d'attendre l'arrivée du chirurgien, et quitta l'hôpital une heure après.

Quand je le vis chez lui, X... marchait très péniblement, courbé, sa face était crispée, ses vomissements fétides. A l'examen local, je constatai un sac herniaire très grand, l'anneau développé, la tumeur rouge et gonflée ; aucune matière ni aucun gaz ne sortaient de l'intestin.

On fit d'abord prendre un bain chaud au malade, et aussitôt après, je commençai le massage. J'insistai particulièrement sur les cuisses à leur face postérieure et sur les muscles des régions sacro-fessière et lombo-dorsale. Je fis ensuite le massage de l'abdomen et des manœuvres locales très douces, puis je repris le massage général. Au bout de trois quarts d'heure de massage, des vomissements eurent lieu qui soulagèrent le patient. Un quart d'heure plus tard, celui-ci ayant déclaré qu'il avait soif, je lui donnai un verre d'eau fraîche dans laquelle j'avais dissous une pincée de bicarbonate de soude. Enfin, un quart d'heure après la troisième reprise, X... éprouva le besoin d'aller à la selle, et il eut effectivement, à notre grande satisfaction, une évacuation abondante et fétide, qui fut suivie bientôt après d'une autre évacuation de même nature.

Dès lors, je cessai le traitement, et après avoir fait de l'effleurage et des vibrations sur l'abdomen, je mis un cataplasme de farine de lin sur la région douloureuse et le malade s'endormit.

Ce fait qui mérite d'être rapporté, prouve surabondamment que le massage a une action réelle sur les fibres des organes profonds, et dans les conditions les plus difficiles mêmes.

Ceci est également une réfutation de l'opinion émise par l'un de nos spécialistes du massage les plus en vue, contre le massage général thérapeutique.

Nous avons prouvé enfin, contrairement à l'avis du Dr Flamm, qui donne comme contre-indication du massage, dans les maladies des voies digestives, la hernie étranglée, que cette affection est au contraire du domaine de la massothérapie.

MALADIES DU FOIE

Le massage, dans les maladies du foie, est un très bon auxiliaire toutes les fois que ses produits de sécrétion sont modifiés soit dans leur composition, soit dans leur quantité et dans leur forme.

Broussais et Corvisart ont conseillé l'emploi du massage dans les congestions passives et les engorgements du foie et de la vésicule biliaire, et en ont eux-mêmes expérimenté les effets. Corvisart s'est servi particulièrement d'une manœuvre spéciale[1] dont nous avons fait mention dans une page précédente.

LITHIASE BILIAIRE

Dans les calculs biliaires, malgré les apparences contraires, le massage intervient favorablement.

Technique

On pratique d'abord le massage abdominal. Les manœuvres seront douces, superficielles,

---

1. Percussion frictionnante.

sauf sur le trajet du côlon descendant, où elles deviendront plus actives. Ces manœuvres diminuent la congestion veineuse et déterminent, par effet réflexe, les contractions de la vésicule biliaire. Ensuite, on fait l'effleurage et le pétrissage des intercostaux, le massage énergique des jambes, des reins, du dos. On peut terminer la séance par des vibrations locales prolongées, si la sensibilité du malade le permet, et du tapotement digital sur toute la région de l'abdomen.

Quoique l'on soit obligé de respecter la vésicule biliaire elle-même, dans la plupart des cas (les vibrations légères et l'effleurage spiroïde sont souvent possibles), on peut l'influencer favorablement, si l'on agit sur le foie et sur le gros intestin. Certes, le massage même le plus sûr ne guérit pas à lui seul la lithiase biliaire, mais il l'améliore sensiblement. Si l'opération n'est pas facile, elle n'a pas non plus rien d'imposant. Il y a donc tout avantage à combiner le massage au traitement ordinaire, dans cette maladie.

L'ictère catharral et la congestion passive du foie trouvent aussi dans le massage des ressources précieuses pour leur guérison. Toutefois, il nous apparaît que le massage du foie, en général, doit être plutôt modéré et court.

APPAREIL GÉNITO-URINAIRE

Dans les maladies de la prostate (congestion, prostatite, hypertrophie chez les jeunes sujets), le malade est sans conteste des plus utiles.

Hypertrophie

Elle présente des inégalités, des bosselures sur le trajet de la glande ; ses parois sont dures et rétrécies.

Le massage bien appliqué modifie heureusement l'hypertrophie de la prostate. Il n'est cependant applicable avec succès que chez les jeunes sujets.

Le traitement est souvent très long.

Technique opératoire

Compression digitale, pétrissage et pressions exercés avec l'index de la main droite introduit dans l'anus, pendant que la main gauche placée à plat sur l'hypogastre presse et déprime la paroi, abdominale.

On fait un massage interne d'une durée de huit

à dix minutes tous les deux jours, et immédiatement après, une séance de massage externe, c'est-à-dire des manœuvres actives sur la prostate, depuis l'anus jusqu'au scrotum.

Le massage externe dans ce cas, doit être accepté à titre de dérivatif et comme ayant une influence réelle sur les lymphatiques externes de la région sous-pubienne et sur la circulation des extrémités périphériques des plexus prostatiques. On termine la séance par des vibrations profondes et rapides d'abord, et superficielles ensuite.

Au sujet des caractères d'un massage interne, dans les affections de la prostate et de la vessie, comme dans celles des parties génitales de la femme d'ailleurs, nous disons ceci : en raison du fait que l'opérateur n'est guidé que par son sens tactile un peu émoussé au contact des muqueuses, et vu la délicatesse des parties à traiter, les manœuvres dans ces cas doivent être modérées.

On devra en même temps tenir compte des observations que nous avons faites relativement à la technique du mouvement de meule dans le massage gynécologique.

CYSTITE CHRONIQUE

J'ai déjà obtenu un bon résultat du massage dans cette maladie, pour que je n'hésite pas à l'employer toutes les fois que l'occasion se présente.

Technique opératoire

On fait d'abord du massage à l'extérieur, en procédant comme il est dit ci-après, puis on agit sur le col de la vessie par la voie rectale chez l'homme et la jeune fille vierge, et par le vagin chez la femme.

Pour le massage de la vessie à l'extérieur, l'opérateur se place à la droite du sujet. Il pose la main à plat sur l'hypogastre et il fait de l'effleurage concentrique avec toute la face palmaire ou celle des doigts seulement, suivant le cas. Ensuite, il pratique de l'effleurage transversal, de droite à gauche et de gauche à droite — le talon de la main se trouve en avant dans le premier temps, et les doigts, dans le second — puis, de l'effleurage centripète, depuis la symphyse pubienne jusqu'à la partie inférieure de la région mésogastrique. Enfin, il exécute avec la face palmaire des doigts, des pressions de droite à gauche et de gauche à droite, en ligne courbe et variant d'intensité, sur la région hypogastrique correspondant au corps de la vessie. Ces manœuvres intéressent principalement les parties latérales de l'organe, depuis l'extrémité jusqu'à la base, qu'elles contournent un peu.

Pour les vibrations, on place l'extrémité palmaire du pouce et des deux premiers doigts de la main droite, sur la région hypogastrique, le pouce placé à gauche, l'index et le médian à droite. Les doigts ainsi placés, dépriment fortement la paroi abdominale et produisent des secousses par pression, qui se transmettent à la base de la vessie et se propagent de là à tout l'organe. On fait également des pressions sur la région des reins, du dos, des côtes et un effleurage léger sur la colonne vertébrale.

Le traitement est long et la guérison difficile. On soulage essentiellement.

INCONTINENCE D'URINE

Dans la plupart des cas chez l'enfant, cette affection peut être guérie par le massage, si elle est traitée sérieusement et si l'on n'a pas trop attendu.

Technique opératoire

Dans l'incontinence d'urine d'origine musculaire, le massage local et la gymnastique active des jambes et du tronc peuvent suffire à modifier le cas.

Dans l'incontinence d'urine essentielle, d'origine nerveuse, la technique, à notre avis, doit être la suivante :

1° On agit sur le rachis par l'effleurage et les vibrations, sur les muscles du dos par les hachures, sur la région sacro-lombaire par les pressions et la percussion ;

2° La main gauche placée à plat au-dessus de la symphyse pubienne, presse et déprime la paroi abdominale, pendant que l'index de la main droite introduit dans le rectum produit des vibrations sur le col vésical ;

3° On pratique des vibrations hypogastriques;

4° On emploie des mouvements passifs généralisés.

MALADIES DES REINS

Le massage, par sa parfaite innocuité et son action spéciale bien connue, obtient dans les troubles fonctionnels des reins des résultats remarquables. Il contracte les muscles et augmente la chaleur et la circulation (vaso-dilatation) qui facilitent l'excrétion de l'urine.

Technique générale

Quand il s'agit d'intéresser les reins directement, on enfonce l'extrémité des doigts profondément dans la paroi abdominale, au-dessous des fausses côtes et à hauteur de l'ombilic, et on exécute des mouvements circulaires de gauche à droite et un peu de bas en haut sur ces organes.

On doit traiter les reins séparément l'un après l'autre, parce que le malade peut respirer plus facilement si on presse d'un seul côté de l'abdomen, et que d'autre part la paroi abdominale est ainsi plus facilement compressible ; et aussi et surtout parce que les manœuvres se font bien mieux lorsque l'attention de l'opérateur se porte d'un seul côté.

Le procédé qui consiste à agir sur les reins directement par l'abdomen, quoique rationnel en principe et indispensable dans certains cas (néphroptose), comporte néanmoins de nombreuses obligations de détail qui rendent son exécution parfois très difficile. On peut ajouter d'ailleurs que lorsque tout se réduit à un trouble fonctionnel et des phénomènes qui dénotent la complication d'un état général mauvais, comme dans la congestion cardiaque, par exemple, une action directe sur l'organe n'est pas indispensable, l'éducation des nerfs, des muscles et des vaisseaux périphériques de la région des reins, de l'abdomen et des régions voisines, complétée par une intervention générale orientée vers le but auquel correspond l'état normal des fonctions rénales, suffisent amplement à modifier cet état.

COLIQUES NÉPHRÉTIQUES

Les coliques néphrétiques s'annoncent par des douleurs violentes le plus souvent unilatérales, dans les reins et le bas-ventre, un besoin fréquent d'uriner, de la constipation et des vomissements.

Si le massage seul ne triomphe pas complètement des coliques néphrétiques, du moins il en diminue toujours l'intensité et la fréquence.

Technique

Ce sont d'abord le pétrissage, les pressions et la percussion sur la région des reins. Ensuite, on fait le massage de l'abdomen et celui de la prostate à l'extérieur chez l'homme, puis on pratique des vibrations locales et quelques mouvements passifs du tronc.

Le traitement général comprend notamment le pétrissage et les pressions.

En résumé, trois parties distinctes doivent selon nous, composer le traitement de la lithiase rénale : 1° le massage abdominal ; 2° celui de la région lombaire ; 3° le massage général.

REIN FLOTTANT, NÉPHROPTOSE

Cette affection est des plus fréquentes. Ses caractères généralement peu précis, font qu'elle n'est pas toujours connue. Il existe souvent en même temps des complications intestinales.

Technique

On fait du massage local et même du massage général, si l'état du malade semble l'exiger. Le massage abdominal doit être superficiel ou profond, excitant ou sédatif selon les symptômes.

Opératoire

Pour le massage du rein, on agit comme ci-après : les parois abdominales étant complètement relâchées, on prescrit au malade de faire une respiration essentiellement thoracique, puis on enfonce la main profondément et on pétrit l'organe avec la face palmaire des doigts. Ensuite, on produit des vibrations par des mouvements de pression de bas en haut, et on termine par de l'effleurage.

Le Dr Glénard nous dit que pour que le rein mobile se maintienne à sa place normale, il faut tout d'abord réduire le volume de l'intestin.

ALBUMINURIE

Dans l'albuminurie intermittente, on obtient de l'emploi du massage, des effets remarquables.

Dans le mal de Bright le résultat est moins bon, et de plus il faut agir avec ménagement.

Technique

Pour la technique de l'albuminurie, il faut, tout en s'inspirant des principes qui président à la formation du mal, agir conformément aux circonstances. Il est de règle en effet, que le traitement doit se faire d'autant plus léger au début, que la maladie est plus avancée.

Le massage de l'abdomen combat la congestion rénale en agissant sur le système porte.

Le massage général nous paraît indiqué également dans la plupart des cas, pour améliorer l'état général, qui laisse souvent à désirer, même après guérison, et pour mettre le rein le plus longtemps possible à l'abri des récidives.

MALADIES DE LA PEAU

Nous ne donnons que de vagues indications sur le traitement des maladies de la peau par le massage, n'ayant eu jusqu'ici que de très rares occasions de traiter ces maladies. Sans être affirmatif, nous croyons cependant que ce mode de traitement peut s'appliquer à deux ou trois d'entre elles. En tout cas, une chose est bien certaine ; c'est que les répercussions internes sont moins à craindre avec le massage qu'avec les autres méthodes de traitement externe.

Nous paraissent réellement susceptibles de guérison, certaines dermatoses à forme spéciale telles que l'acné ponctuée, le prurigo généralisé, l'érythème noueux.

ACNÉ PONCTUÉE

Nous dirons deux mots sur l'acné ponctuée et la technique du massage qui lui est propre.

L'acné ponctuée ou pustuleuse est l'apanage de la puberté. Elle présente des points noirs caractéristiques appelés comédons.

Elle est due à une surproduction de séborrée ou matière fournie par les glandes sébacées de la peau.

Traitement

Massage quotidien, hygiène.

Technique opératoire

Le massage doit consister en pétrissage méthodique de la peau fait avec les pouces ou deux autres doigts, l'index et le médian par exemple, autour des comédons particulièrement et en pressions fixes, de manière à expulser le contenu des pustules acnéiques. On termine par du tapotement digital ou du claquement sur les muscles de la face et des vibrations du facial. On doit veiller à ce que la peau ne soit ni tiraillée, ni froissée.

Après le massage, on lave avec de l'eau chaude, puis on essuie avec soin. Si l'état de la peau l'exige, on saupoudre avec du talc.

Le traitement du prurigo doit comprendre un effleurage de tout le corps, le pétrissage de l'abdomen et des mouvements passifs généralisés.

MALADIES
DE L'APPAREIL CIRCULATOIRE

MALADIES DU CŒUR

Le traitement des maladies du cœur par le massage, a été avant tout, chez nous, l'œuvre des Corvisart et des Broussais. C'est sans contredit l'un des côtés les plus intéressants, voire les plus arides de ce système, et il mériterait par cela même une ample description.

Le cœur, on le sait, est un organe particulièrement délicat, et toute action même indirecte ayant pour but de l'influencer, doit être menée avec prudence. On comprend qu'une telle action produise difficilement un résultat décisif. Mais tout le monde est d'avis cependant, que l'on peut améliorer beaucoup l'état local et l'état général du sujet. Le massage est avant tout un dérivatif puissant et un stimulant des contractions musculaires. Le cœur n'échappe pas à la règle commune. Le Dr Heuchard entre autres, dont la compétence en cette matière était notoire, a insisté sur la valeur thérapeutique du massage dans les affections cardiaques.

Le massage abdominal en particulier, par une augmentation de la circulation porte, diminue la tension artérielle et soulage l'organe central.

Associé au massage général, il augmente en outre la diurèse dans de notables proportions, d'où une diminution de la tension vasculaire et une modification de la nutrition, qui améliorent l'état du cœur.

Par ailleurs, les nerfs vaso-moteurs périphériques stimulés par le massage, produisent, par action réflexe, une stimulation des nerfs sensitifs cardiaques et modifient son rythme.

Technique générale

On pratique le massage de l'abdomen (pétrissage, pressions douces et vibrations profondes) et celui des membres inférieurs (effleurage, pétrissage et mouvements passifs). On fait aussi le pétrissage des muscles des épaules et quelques mouvements passifs des bras, en vue de faciliter la respiration. Des mouvements passifs généralisés terminent quelquefois la séance. Enfin, on peut dans certains cas, utiliser la compression, l'effleurage et les vibrations locales [1].

1. Le massage du cœur lui-même ou massage direct étant un fait exceptionnel et dépendant de la chirurgie, j'entends ici par manœuvres locales, les manœuvres, appliquées sur la région thoracique correspondant au siège de cet organe.

Technique particulière

Lorsqu'il y a des signes d'hypertension marqués, on doit traiter seulement l'abdomen et les membres inférieurs ; lorsqu'il y a dyspnée, faiblesse, œdème, on doit traiter également les membres thoraciques, etc. En un mot, l'état particulier du cœur et l'état général du malade fixeront la technique.

Les mouvements actifs doivent être bannis de la technique générale des affections cardiaques. Toute excitation un peu vive, soit locale, soit générale, retentit douloureusement sur le cœur et diminue sa résistance. Les mouvements passifs seuls, par leur action mécanique lente et douce peuvent être d'un bon secours. Ils agissent sur les organes éloignés en guise de dérivatifs calmants et concourent à la formation d'une hématose meilleure, tandis que les pertes causées par les mouvements actifs, dans les maladies du cœur, l'emportent de beaucoup sur les recettes.

Parmi les mouvements de gymnastique les plus appréciés, on peut citer : le balancement du tronc et la rotation, dans la station assise, l'élévation latérale des bras pendant l'inspiration et l'abaissement latéral avec rotation légère en dehors, pendant l'aspiration, les mouvements de flexion et de rotation des jambes.

On évitera les séances trop longues et les

manœuvres brusques. Tout dans les maladies du cœur doit être progressif et mesuré.

SYNCOPE

Le massage dans la syncope, agit heureusement et d'une façon indiscutable. Les vibrations du cœur en particulier déterminent les contractions de l'organe. La technique varie depuis les vibrations locales jusqu'au massage général, suivant la gravité du cas.

Opératoire

On place d'abord le sujet dans une position favorable à l'arrivée du sang au cerveau. Ensuite, on fait de l'effleurage spiroïde à la région précordiale, des vibrations à la pointe du cœur, l'effleurage léger de l'abdomen et les vibrations de l'épigastre. On emploie au besoin le massage général avec le pincement, la percussion et la respiration artificielle.

Le tapotement de la dernière vertèbre cervicale est, paraît-il, communément employé au Japon pour exciter les contractions du cœur dans la syncope. Ce moyen produirait, par l'entremise du grand sympathique, des mouvements des nerfs cardiaques et réveillerait l'action du cœur.

Ceci est extrait d'un article écrit par le Dr E. Gautier et paru dans le *Journal* en date du

21 décembre 1911. Il est parlé en outre dans cet article, des bons effets d'une méthode (réflexothérapie et réflexopathie) que sous un autre nom, avons soutenue dans ce livre avec ardeur.

ASPHYXIE

Pour que l'air puisse pénétrer par les voies respiratoires jusque dans les vésicules pulmonaires, dans l'asphyxie, il faut rétablir la circulation et réveiller l'influx musculaire et nerveux. Il faut surtout rétablir les mouvements physiologiques nervo-musculaires du thorax, qui soulèvent les côtes et permettent l'acte respiratoire.

Technique

Pour obtenir ce résultat, on fait : 1° des manœuvres excitantes aux extrémités ; 2° du massage abdominal, où les vibrations profondes notamment jouent un grand rôle ; 3° la respiration artificielle à l'aide des bras (procédé Sylvestre) et les tractions rythmées de la langue (procédé Laborde). Les pressions stimulantes, la respiration artificielle et les tractions de la langue peuvent, nous dirons même doivent se faire en même temps. Mais dans ce cas, il est bien clair que le secours de deux aides est indispensable.

Lorsque ces deux derniers procédés sont employés en même temps, l'élévation des bras doit coïncider avec le mouvement de traction de la langue.

Opératoire

1° On doit faire prendre au patient la position horizontale, les épaules plus élevées que le reste du corps et la tête légèrement inclinée en arrière ; 2° on facilite l'entrée de l'air dans les poumons en écartant les mâchoires ; 3° on ramène la chaleur et la respiration à l'aide des manœuvres indiquées à l'article syncope.

Je donne ci-après la méthode que j'emploie toutes les fois que la respiration artificielle est utile.

Le malade étant dans la position double-croc-demi-couché, les bras placés comme il a été dit pour le massage de l'intestin, je mets un genou, les deux au besoin, sur le lit, entre les jambes du patient, et après avoir placé les deux mains à plat sur les côtes au-dessous de la région mammaire, je fais des pressions légères et graduées sur la cage thoracique, en appuyant modérément cinq ou six fois pendant l'expiration, puis, cessant la pression mais sans quitter les mains, je fais latéralement, sur les muscles intercostaux, avec l'extrémité des doigts, cinq ou six mouvements de traction légère [1] pendant l'ins-

---

1. Ces mouvements de traction, assez analogues aux frôlements, peuvent être remplacés par des mouvements de pression légère sur les côtes.

piration. Je facilite de ce chef la dilatation du thorax et ne crains pas les accidents qui peuvent se produire avec les autres méthodes similaires.

On sait que la reprise des inspirations, dans l'asphyxie, se fait en général assez difficilement. Ces mouvements au début sont faibles, inégaux intermittents, et il convient de ne point les gêner dans leur développement quand ils se produisent. Toute pression un peu forte sur la poitrine peut les faire avorter ou tout au moins les gêner considérablement, en paralysant l'action des nerfs de qui ils dépendent, c'est-à-dire en empêchant la libre expansion du thorax, tandis que des mouvements de pression légers, gradués, un peu accélérés tout d'abord et de plus en plus espacés à mesure que la respiration se rétablit, arrivent plus facilement au but, qu'ils favorisent notamment la dilatation du thorax en agissant également comme vibrations des nerfs dilatateurs, pour toutes ces raisons, j'ai lieu de croire que ma méthode est la meilleure.

NOYÉS

Quand on a affaire à un noyé, on couche le malade sur le dos, dans une position horizontale, la tête légèrement inclinée à droite. Ensuite, on écarte les mâchoires et on introduit l'index de la main gauche dans la gorge, afin d'enlever les corps étrangers, s'il y en a, et de provoquer les vomissements. Puis on fait des tractions rythmées de la langue, à raison de dix-huit à vingt par minute.

Pour le traitement général, voyez asphyxie.

VARICES

Une action mécanique directe qui modifie l'état des tissus veineux, doit être seule admise, comme traitement sérieux des varices, et le massage est le remède employé qui se rapproche le plus du but.

Traitement

Diminuer l'infiltration séreuse, si elle existe, réduire le calibre des veines et tonifier leurs parois, tel est l'objectif du masseur dans les varices. Ce résultat est atteint difficilement certes, mais on obtient toujours un mieux réel, si le massage est fait dans de bonnes conditions et surtout si les veines ne sont pas trop distendues.

Technique

Compression digitale, pressions pointillées effleurage en bracelet dans certains cas et vibrations hypotensives : voilà pour le massage des veines. On agit également sur les muscles avoisinants et pour terminer, on fait du pétrissage abdominal. En outre, la compression exercée méthodiquement et uniformément avec une bande Velpeau, après le massage, s'oppose à la dilatation veineuse en même temps qu'elle prévient la stase sanguine et l'infiltration du membre. L'importance et la durée du résultat dépendent avant tout de l'âge du sujet et de l'ancienneté des varices.

Nous rappellerons avant de terminer, que la compression digitale prolongée dans cette affection, est un moyen simple, inoffensif et des plus efficaces.

C'est Vanzetti de Padoue, qui s'est fait l'apôtre de la compression digitale dans la dilatation des artères et des veines.

ULCÈRES VARIQUEUX

Le massage, par son action circulatoire, éliminatrice et toni-vasculaire, est évidemment capable de réparer les accidents causés par les ulcères variqueux, en facilitant la circulation de retour et en modifiant la nutrition cellulaire.

L'opératoire varie suivant l'état du membre affecté.

J'ai traité il y a deux ans, un éléphantiasis de la jambe gauche, très volumineux et déjà ancien, avec un résultat satisfaisant.

PHLÉBITE

En présence des divergences de vue très marquées qui existent entre plusieurs praticiens au sujet du massage des phlébites, et notre opinion personnelle n'étant pas encore suffisamment établie par l'expérimentation, nous nous bornons pour le moment, à adopter une méthode qui, si elle diffère un peu de la méthode Dagron, par exemple, et de celle que nous avons exposée nous-même relativement au traitement de quelques affections aiguës, a du moins le mérite essentiel d'être appuyée sur la prudence, nous voulons parler du massage pratiqué après la période inflammatoire, c'est-à-dire vingt ou vingt-deux jours après le début de la maladie.

Opératoire

J'agis d'abord par l'effleurage du membre, les pressions légères des gros muscles, l'effleurage vibratoire de la partie malade et les mouvements passifs des articulations. Deux ou trois jours après, je fais des mouvements actifs très légers, puis j'augmente progressivement l'intensité des manœuvres. Je ne conseille pas la marche avant le trentième jour. Vers le quarantième jour, si la marche de l'affection est normale, le malade peut reprendre ses occupations.

J'ai toujours réussi à traiter efficacement par

ce procédé, des phlébites datant d'une vingtaine de jours.

Ce délai correspond je crois, à celui qui a été fixé par le Dr Vaquez dans ce cas.

Les phlébites récidivées avec leur œdème chronique, leurs ankyloses, leurs troubles musculaires, etc., sont longues et difficiles à guérir.

HÉMORRHOÏDES

Tout l'effort du traitement dans les hémorroïdes, est destiné à combattre la constipation, si elle existe, à diminuer la tension veineuse par une circulation plus régulière et à tonifier les vaisseaux dilatés. Il faut avouer humblement que ce but n'est pas toujours atteint. Mais, si la valeur du massage, dans les hémorroïdes anciennes, est relative, elle n'en est pas moins très appréciable dans les hémorrhoïdes récentes, chez les jeunes sujets surtout, si on a la patience de le conduire avec méthode pendant un temps suffisant.

Technique

Pour mon compte, je fais : 1° le pétrissage de l'abdomen ; 2° du massage direct avec la compression digitale, l'effleurage rectal de bas en haut, les vibrations superficielles ; 3° un effleurage profond sur la paroi abdominale et des pressions très fortes sur les muscles du dos.

GANGRÈNE SÉNILE

Le massage répare facilement cet accident en agissant favorablement sur la circulation et en donnant aux tissus adjacents plus de vitalité et de souplesse.

Pour la technique générale, se reporter à l'article plaies.

ARTÉRIOSCLÉROSE

Quelle qu'en soit la cause initiale (tension vasculaire ou autre), il est reconnu que le massage intervient efficacement dans cette maladie, s'il en est fait un emploi judicieux.

Le Dr Huchard, dans un exposé des plus intéressants fait à l'Académie de médecine (février 1907), a indiqué les raisons qui militent en faveur du massage dans l'artériosclérose.

Technique

On doit faire des manœuvres douces (effleurage, pétrissage, vibrations) en insistant sur le dos, les extrémités inférieures et l'abdomen. Ces manœuvres diminuent la tension artérielle, en facilitant la circulation des capillaires généraux et favorisent la désassimilation.

Si la maladie est avancée, si surtout il y a des complications cardiaques, il faut respecter la région épigastrique et la moitié supérieure de la partie antérieure du corps.

SCLÉRODERMIE

La sclérodermie est formée par un épaississement et une induration de la peau et du tissu cellulaire sous-cutané. Elle présente une couleur gris foncé de la peau, la dureté des téguments, une rétraction musculaire, des déforma-mations.

Le massage ramène la souplesse des tissus scléreux et leur vitalité première, en améliorant leur nutrition. On fait du pétrissage, des pressions, des mouvements passifs. Le traitement manque cependant quelquefois d'efficacité. Il est toujours très long.

ŒDÈME

Le massage est le remède résolvant par excellence des infiltrations de toute sorte, et agit sur les circulations lymphatique et sanguine avec une force d'impulsion très nette et une rapidité remarquable.

Technique opératoire

Nous avons dit ailleurs que la résorption d'une collection quelconque était d'autant plus rapide que les vaisseaux absorbants des parties voisines étaient plus actifs, c'est-à-dire plus stimulés par le massage. Nous ajouterons ici que c'est par là précisément qu'il faut commencer.

Dans le cas d'infiltration d'un membre, après avoir fait un massage préparatoire comme il est dit ci-dessus, on pratique de l'effleurage superficiel centripète, puis du pétrissage centrifuge (celui-ci est centrifuge pour la main de l'opérateur qui agit sur le membre, en commençant au point culminant de l'œdème, et descend progressivement jusqu'à la partie la plus déclive, mais centripète tout de même pour les exsudats, qui sont invariablement poussés vers le centre). On fait ensuite des pressions pointillées d'après le même procédé.

En résumé, le traitement local d'un épanchement séreux consiste en pétrissage de toute la région, compression manuelle, pressions, effleurage en cercle, s'il s'agit d'un membre. On fait aussi la percussion des muscles sus-adjacents et les mouvements passifs des articulations voisines.

Une compression de courte durée est souvent nécessaire à la fin du massage, et facilite la résorption de l'épanchement.

Les œdèmes chroniques résultant d'un traumatisme, ou qui dérivent d'une lésion organique avancée (cœur, foie, reins), sont très difficiles à guérir ; les seconds peuvent céder un moment, mais ils récidivent aussitôt. Quant aux premiers, on ne parvient à les supprimer quelquefois qu'au bout de plusieurs mois de traitement et au prix des plus grands efforts.

ASCITE

Dans l'ascite qui est due à un refroidissement, on peut obtenir une guérison radicale en peu de temps ; quant à celle qui est l'effet d'une lésion avancée du cœur, du foie, la cause subsistant malgré le massage, on ne peut espérer qu'un soulagement seulement.

Traitement

Le traitement de l'ascite par le massage a pour but : 1° d'augmenter l'activité des muscles de l'abdomen et des vaisseaux péritonéaux ; 2° de produire une stimulation de la peau et une plus grande activité de la circulation générale.

Technique

La technique locale est à peu près la même que pour la diarrhée. La technique générale comprendra des manœuvres excito-toniques.

On conçoit aisément pourquoi l'association du massage général au traitement local est nécessaire, lorsqu'il s'agit de faire résorber une masse importante de liquide comme dans l'ascite ou de dissoudre un engorgement considérable comme dans le goitre, par exemple. Le massage de l'abdomen, le massage général plus encore a une action éliminatrice de l'urine très remarquable. L'exemple suivant est propre à le démontrer. Chez un de mes clients atteints d'ascite de cause cardiaque, et dont les membres inférieurs étaient fortement infiltrés, le massage de la moitié inférieure du corps a produit une augmentation de la quantité d'urine considérable. Cette quantité, qui variait entre 800 grammes et un litre par vingt-quatre heures, avant le massage a été portée à un litre et demi le premier jour, à deux litres le deuxième jour, et à trois litres, les troisième et quatrième jours. Le ventre avait diminué de volume, l'œdème des jambes était moindre et l'oppression aussi. A partir de ce moment, cette quantité a rétrogradé, et elle n'était plus que d'un litre et demi quelques jours après.

ANÉMIE, CHLOROSE

Le massage est un moyen de guérison très apprécié dans les deux cas, en ce qu'il tonifie les muscles, dilate les capillaires et permet au sang de se régénérer et de porter en même temps aux organes les éléments propres à leur entier développement.

Les observations intéressantes de Mitchell ont démontré péremptoirement que les hématies augmentent par l'application du massage.

Ce fait, très important, que de nombreux résultats cliniques avaient déjà fait admettre, se trouve maintenant confirmé.

Technique

Effleurage, torsion des muscles, pincement, percussion. On fait des séances courtes et fréquentes de mouvements actifs contrariés.

Dans la chlorose, vu les déchets à éliminer plus nombreux que dans l'anémie, les manœuvres doivent être un peu plus actives.

MALADIES DIVERSES

COURBATURE

La courbature représente la période d'inertie physiologique qui suit immédiatement la fatigue par suractivité organique (hypertension musculaire et nerveuse), et qui précède la période de réaction, qui est la reprise des contractions naturelles et des échanges physiologiques.

Le massage dans la courbature, agit heureusement sur l'activité musculaire, sur la circulation veineuse et lymphatique et sur la nutrition générale. Ces effets particuliers du massage dans la courbature, sont aujourd'hui si bien connus et si appréciés, qu'un grand nombre de personnes, gens de sport et autres, que leur profession ou les circonstances conduisent à faire des efforts musculaires aboutissant à la fatigue, ont recours au massage, pour réparer leurs forces et retrouver leur énergie.

PERTES SÉMINALES

Le massage général combiné à l'hydrothérapie et à l'exercice en plein air peut guérir cette maladie, en supprimant la cause initiale. Il combat la constipation, régularise la circulation et fortifie les muscles ; il diminue en même temps la faiblesse et la sensibilité nerveuses du sujet.

Le traitement se termine généralement par le massage de la prostate et une stimulation de la colonne vertébrale et ses dépendances.

Toutefois, il appert ici distinctement que pour établir un traitement rationnel, il faut avant tout étudier minutieusement la cause.

IMPUISSANCE

Elle dérive souvent d'un trouble du système nerveux, une maladie de la nutrition, de grandes fatigues.

L'application du massage comme adjuvant du traitement de l'impuissance, dans les cas que nous venons de citer, peut produire d'excellents effets.

Technique opératoire

On emploie des manœuvres calorigènes comme l'effleurage, les pressions douces et des mouvements toni-musculaires et nerveux tels que la percussion, les vibrations, la torsion, le pincement, l'élongation. On intéresse principalement les lombes, les cuisses, l'abdomen, la prostate et on percute modérément les régions fessière et sacrée. On peut faire au début deux séances quotidiennes d'une durée de quatorze à seize minutes chacune.

OBÉSITÉ

C'est une hypertrophie cellulaire du tissu adipeux.

Le massage diminue l'embonpoint, en éliminant la graisse en excès, par une grande activité des combustions organiques, et améliore la santé générale.

Technique

On fait des pressions énergiques, le pétrissage et le tapotement des muscles, le massage abdominal et des mouvements de gymnastique. Le foie, l'intestin et les reins seront traités avec le plus grand soin.

Les obèses étant exposés aux congestions, on doit faire le massage à jeun de préférence, et on doit veiller à ce que les pressions et la percussion ne soient pas exercées trop énergiquement sur certaines parties du corps (la région épigastrique et une partie du thorax pour les premières, le dos pour la seconde) et notamment si le sujet est cardiaque.

Le massage dans l'obésité, étant un traitement de longue haleine et des plus fatigants pour l'opérateur, il est nécessaire, pour en faciliter l'action, de lui adjoindre un régime spécial.

ARTHRITISME

L'arthritisme est une diathèse constituée par un ralentissement de la nutrition.

Le professeur Bouchard a décrit minutieusement et d'une façon très nette les caractères particuliers de cet état et ses nombreuses conséquences.

Le massage général dans l'arthritisme relève l'influx nerveux, augmente le travail des muscles et favorise l'activité nutritive. La technique varie nécessairement suivant l'état particulier du sujet.

DIABÈTE

Le massage dans le diabète est certainement favorable à plus d'un titre. On fait en général des manœuvres excito-toniques.

Le diabète maigre sera nécessairement traité par du massage léger.

Dans le cas de complications du côté des reins ou du poumon, œdème, on modifie la technique en conséquence.

SCORBUT

Il est permis de supposer que le massage intervient efficacement dans le scorbut, comme traitement local destiné à combattre certains accidents consécutifs (stases sanguines, œdème, gangrène), et comme traitement général pour modifier la diathèse du malade.

Le scorbut demande au massage des manœuvres agissantes et réformatrices de ses troubles physiologiques (pétrissage, pressions, mouvements de gymnastique).

FIÈVRE INTERMITTENTE

Le massage a une raison d'être dans la fièvre intermittente, qui n'a pas besoin de démonstration. Les symptômes qui constituent l'accès le prouvent suffisamment.

On fait du massage général en utilisant les manœuvres calorigènes et toniques dans l'intervalle des accès. Ces manœuvres (effleurage, tapotement, vibrations) augmentent la quantité de l'hémoglobine qui baisse, et restaurent puissamment les forces du malade.

On peut même faire le massage pendant l'accès, si la maladie est ancienne. A cet effet, on emploie l'effleurage et les pressions modérées dès le début de la période algide, si elle existe, et du pétrissage et des vibrations pendant la période de réaction.

TYPHOÏDE

Le massage peut, à notre avis, être utilisé avec profit dans la convalescence si longue et si difficile des typhiques. Il semble que dans ce cas, le massage puisse mieux que tout autre moyen faciliter l'élimination des déchets et activer la rénovation cellulaire.

Il ne faut pas oublier toutefois, que les observations qui ont été faites à l'article précédent, concernant l'opératoire, doivent s'appliquer ici dans leur totalité. On devra surtout tenir compte de l'état particulier de l'intestin.

On sait d'autre part, que les paralysies consécutives à la typhoïde (en général des accidents paraplégiques) sont — nous l'avons dit dans un précédent article, et l'expérimentation d'ailleurs a vérifié ce fait — traitées elles-mêmes avec succès par le massage.

SYPHILIS

La massothérapie dans la syphilis peut rendre d'importants services, par son action bactéricide bien démontrée et ses puissants effets sur la circulation, les muscles, les nerfs, la nutrition. Non seulement certains accidents secondaires et tertiaires (congestions, engorgements, rhumatismes, paralysies, convulsions) peuvent être guéris par le massage, mais l'état général lui-même peut être modifié d'une façon profonde et durable.

INTOXICATIONS

Le massage, agent bactéricide par excellence, est tout aussi efficace dans les intoxications par ingestion, que dans les toxikoses par des substances organiques ou des parasites.

Il est reconnu en effet depuis longtemps déjà comme un antidote puissant dans les intoxications par la digitale, l'aconit, la morphine, le chloral, le plomb, l'acide chlorhydrique, l'alcool. Dans tous ces cas, son action s'exerce à la fois mécaniquement et par des effets physiologiques.

Différents auteurs ont rapporté des faits tendant à établir que le massage guérit des cas d'intoxication même très sérieux. Le Dr Dujardin-Beaumetz entre autres, a guérit une intoxication par l'aconitine des plus graves.

TECHNIQUE GÉNÉRALE

Massage résolutif sur les membres inférieurs, le dos et l'abdomen, puis on pratique la respiration artificielle.

Dans les cas graves au début, nous conseillons de faire deux séances quotidiennes d'une durée et d'une intensité variables.

INTOXICATION SATURNINE

Cette maladie est caractérisée par des douleurs abdominales très vives, des troubles digestifs, une teinte bleuâtre des gencives et des dents, des crampes, quelquefois de la paralysie et des accidents cérébraux.

Tous ces symptômes forment un tout des plus caractéristiques, et leur énumération est importante, en ce sens qu'elle oriente franchement le masseur vers un traitement rationnel.

On connaît l'action éliminatrice très grande du massage. C'est un vrai brosseur des tissus. Il détache et entraîne dans la circulation générale les poisons de déchet amassés dans les organes, par une action mécanique très simple et des actes physiologiques plus intéressants et plus complexes.

Le massage, en éliminant le poison, fait donc disparaître tous les symptômes inquiétants de cette maladie.

Pour la technique, se reporter à l'article précédent.

INFECTIONS

Dans les infections généralisées de cause locale, lorsque celle-ci a cessé d'agir, alors que les cellules réagissent difficilement sous l'influence des stimulants ordinaires (sérums, etc.), le massage seul ou associé à d'autres agents bactéricides, peut, s'il est appliqué à temps, enrayer les progrès du mal. Dans ce cas, le massage stimule l'activité des cellules, qui s'arment contre l'invasion des bacilles, et active les circulations, qui éliminent ceux qui leur sont apportés. En même temps, il facilite les échanges pulmonaires et excite l'action des reins et de l'intestin, ce qui améliore l'état général du malade.

Certes, il faut tout d'abord ici tenir compte des conditions dans lesquelles on agit, telles que l'état particulier du sujet, la nature et le degré de l'infection ; mais nous pensons que le résultat du traitement dépend surtout de la technique.

MALADIES NERVEUSES

Le traitement des maladies nerveuses par le massage appartient à l'espèce des traitements rationnels. Laisné, Mitchell, Massu dans leurs ouvrages ont conclu nettement dans ce sens, et depuis, de nombreux faits sont venus attester les bienfaits curatifs de ce moyen thérapeutique.

Technique générale

L'effleurage, le pétrissage, les vibrations et les mouvements passifs forment la base du traitement de toutes les maladies nerveuses. Les séances, pour qu'elles soient réellement efficaces, doivent être suffisamment prolongées. Leur durée moyenne, qui est de quarante à cinquante minutes, peut être dépassée avec avantage dans certains cas.

MIGRAINE

Parmi les traitements qui prennent faveur, tant pour faire cesser les accès de migraine, que pour combattre les accidents consécutifs (paralysie oculo-motrice) et pour fortifier le système nerveux, la massothérapie occupe certainement la première place. Nous ne parlons pas bien entendu, des migraines qui dépendent d'une lésion des centres nerveux, et qui sont incurables.

Technique

Effleurage, pressions, vibrations, mouvements passifs.

Opératoire

Pour le massage du front, dans la migraine, le sujet doit prendre la position demi-couchée. Il est préférable, à notre idée, que le masseur soit en face du malade, que placé derrière, comme le veulent certains auteurs, car, dans le premier procédé, pour des raisons qui ont été exposées dans un précédent article, le massage se fait beaucoup mieux.

Quant à la compression des points douloureux et des temporales, nous estimons que c'est là tout au plus un palliatif, et que sa place est indiquée au début de l'acte opératoire.

Voici le procédé que j'emploie dans la migraine : je pratique d'abord un effleurage léger de droite à gauche et de gauche à droite sur le front avec la main, puis à gauche et à droite, depuis le milieu du front jusqu'à l'occiput. Ensuite, je fais des pressions légères sur chaque côté successivement, avec les pouces, en insistant sur les régions sus-orbitaire et temporale, des vibrations légères des yeux, du sous-occipital et du grand auriculaire. Je fais aussi le massage du cou et de l'abdomen.

Marc de Molènes a conseillé les mouvements de la mâchoire, pour décongestionner les veines de la base du crâne dans la migraine. Il nous paraît que la circumduction de la tête, suivie des mouvements passifs des bras, du tronc et des jambes, à la fin du massage, est-ce qu'il y a de mieux, pour obtenir une déplétion sanguine, dans le cas d'hypertension des veines encéphaliques et de la base du crâne.

Nous faisons des réserves en ce qui concerne le tapotement digital sur la boîte cranienne, et surtout les mouvements actifs-passifs.

La migraine pouvait dépendre d'un fonctionnement défectueux des voies digestives ou d'un mauvais état des organes génitaux, il est bon aussi de porter son attention de ce côté.

INSOMNIE

Le massage, comme moyen propre à combattre l'insomnie, est inoffensif et des plus efficaces.

Technique opératoire

Massage du front et des yeux, effleurage général, pétrissage du dos et des muscles du cou côté postérieur jusqu'aux épaules, effleurage transversal des jambes, pétrissage et vibrations de l'abdomen. Les vibrations seront douces, lentes, cadencées. Elles peuvent être plus ou moins prolongées.

Le balancement du corps en outre a été préconisé longtemps comme un moyen très sûr d'amener le sommeil, et s'emploie encore fréquemment dans la pratique de l'hypnotisme.

Le renversement de la tête en arrière, en agissant sur la circulation locale, aide aussi quelquefois au résultat recherché.

Les premières séances de massage, dans l'insomnie, peuvent durer de cinquante à soixante minutes et même au delà, si le besoin l'exige.

DYSPNÉE ET DYSPHONIE NERVEUSES

Ces accidents peuvent dépendre soit d'une atonie, soit d'une contracture des muscles consécutive ou non à un trouble de l'innervation locale.

Technique

On traite ces phénomènes par des pressions sur les intercostaux, et sur les côtés du larynx, le pétrissage des muscles du cou, des épaules et du dos. Il convient de faire aussi quelques mouvements passifs du tronc, les vibrations du nerf spinal et du pneumogastrique, voire le massage abdominal.

Les principes généraux concernant les maladies nerveuses, que nous avons exposés au commencement de ce chapitre, et qui servent de base au traitement kinésithérapique, nous amènent naturellement à cette conclusion que le massage général présente les meilleures garanties pour la guérison des phénomènes de ce genre, d'une certaine importance, même localisés, en s'attaquant plus directement à la cause.

HOQUET

Le massage est justement considéré comme un des remèdes les plus actifs contre certaines espèces de hoquet. Dans les cas d'origine nerveuse notamment, son action est des plus justifiées et donne toujours d'excellents résultats.

Technique

Contre le hoquet qui dérive d'un mauvais état des organes digestifs, on doit d'abord traiter l'affection primitive.

Dans le hoquet nerveux, on utilise le massage du cou, du dos, du ventre et les vibrations de l'épigastre. D'aucuns ont préconisé les tractions rythmées de la langue.

Un autre moyen, qui réussit quelquefois aussi dans les cas ordinaires, consiste à renverser légèrement la tête en arrière et à fermer la bouche et les narines, de manière à retenir la respiration pendant que l'on exerce des vibrations à l'épigastre, superficielles et rapides d'abord, durant quelques secondes, et profondes ensuite.

Enfin, la compression modérée du nerf phrénique opérée à la partie inférieure du scalène et à deux travers de doigt au-dessus de la clavicule, réussit généralement à calmer un accès.

CHORÉE

La chorée atteint les enfants des deux sexes, les jeunes gens tarés ou ayant des prédispositions. Elle a pour caractères principaux des mouvements convulsifs, désordonnés, qui sont d'abord limités à la moitié du corps et qui tendent ensuite à se généraliser. Aux troubles du mouvement et de la sensibilité, succèdent souvent des troubles psychiques et paralytiques plus ou moins prononcés.

L'un des premiers, Chrétien de Montpellier a conseillé les frictions sur la colonne vertébrale et la gymnastique. D'autres, après lui, ont démontré l'utilité pratique du massage dans la chorée et la curabilité parfaite de cette maladie. Les nombreux résultats obtenus ont en outre suffisamment prouvé que la guérison de cette névrose par la massothérapie est certaine, et la rapidité avec laquelle ce résultat est obtenu, justifie pleinement la valeur de ce système.

Technique opératoire

Le principal de la technique consiste dans l'emploi des pressions, du pétrissage, de la percussion, des mouvements rationnels. Les mouments de gymnastique — on insistera particulièrement sur eux — doivent être rythmés et exécutés au commandement, les exercices réguliers et cadencés. Nous savons en effet depuis longtemps déjà — les statistiques de Laisné nous l'ont appris — que cette seconde partie du traitement de la chorée a une valeur primordiale.

Nous conseillons de faire, au début, des séances prolongées de trois quarts d'heure à une heure, ou bien d'une durée moyenne et répétées matin et soir.

Plus tard, lorsque les symptômes s'amendent, que les troubles paralytiques sont en voie de résolution et que les mouvements chorréiques perdent de leur acuité, de leur fréquence, on fait une séance quotidienne d'une durée et d'une intensité en rapport avec l'état du sujet.

HYSTÉRIE

On connaît à peu près maintenant l'hystérie. On connaît aussi la plupart de ses manifestations caractéristiques. Celles-ci d'ailleurs n'ont pour nous qu'un médiocre intérêt. Nous passerons donc outre sur ce point.

Le fait dominant pour nous, ici, est que le massage employé comme complément du traitement ordinaire, au début de la maladie, offre des avantages indiscutables.

Le traitement de l'hystérie doit être local et général.

Technique opératoire

Pour calmer un accès d'hystérie, on a conseillé jusqu'ici de soumettre les zones hystérogènes à l'influence de certaines manœuvres passives, la compression des ovaires principalement. Ce moyen, disons-le très franchement, est à peu près nul au point de vue du résultat. Rarement on a vu la compression des annexes de l'utérus être immédiatement suivie d'effet dans un véritable accès hystérique. Certes, il existe ce que l'on peut appeler des points hystérogènes (en arrière des seins, à la taille, entre les deux épaules, au creux épigastrique, sur l'abdomen en sa totalité), mais la compression d'un quelconque de ces points, même la région ovarienne, ne constitue pas ce que l'on peut appeler une manœuvre hystérofrénatrice.

Un moyen très simple, qui m'a paru avoir un bon effet dans un cas de convulsions hystériques, est le suivant : on pince assez fortement avec les ongles de deux doigts le pouce et l'index par exemple, la peau de la face interne des cuisses et des parties latérales de la région hypogastrique, à plusieurs reprises et à mesure de l'apparition des symptômes d'innervation [1].

Ces pincements doivent se faire d'abord sur chacun des deux membres à la fois, puis sur les parties latérales de la région hypogastrique, et seront répétés autant de fois que les circonstances l'exigent.

Des pressions très fortes le long de la colonne vertébrale, lorsqu'elles sont possibles, calment aussi quelquefois l'accès mieux que tout autre moyen.

Après un accès, on pratique, l'effleurage et les vibrations du col utérin, le pétrissage de la vulve et du périnée, le pétrissage et les vibrations de l'abdomen. Ces manœuvres améliorent la nutrition des organes et fortifient les muscles de la région.

Dans le massage général, comme manœuvres fondamentales, pour le traitement de l'hystérie, on emploie le pétrissage, les pressions, la torsion, la traction des muscles et les mouvements passifs. Les muscles du dos, le rachis et les gouttières vertébrales seront visés particulièrement.

Les accidents consécutifs de l'hystérie (rai-

---

1. Ce procédé thérapeutique fait partie d'une méthode que nous avons déjà exposée dans ce livre, et à laquelle nous tenons particulièrement.

deurs articulaires, contractures, déformations, paralysies) sont traités d'après les mêmes procédés et sont guéris eux aussi par le massage, s'ils ne sont pas trop anciens.

HYPOCONDRIE

Il paraît suffisamment prouvé que lorsqu'elle n'est pas trop avancée, l'hypocondrie peut s'améliorer sous l'influence d'une massothérapie bien faite combinée à une bonne hygiène.

Technique

On fait des pressions et du tapotement sur les membres inférieurs et la région sacro-fessière, le pétrissage abdominal et du sinus veineux de la tète.

NEURASTHÉNIE

Les causes de la neurasthénie sont multiples. Ses symptômes principaux sont généralement connus.

Dans sa forme bénigne et prise à temps (neurasthénie ato-musculaire transitoire, neurasthénie à forme névralgique, etc.), lorsque le sujet est jeune surtout, cette maladie peut être guérie par le massage combiné aux ressources de la médecine et de l'hygiène.

Le traitement de la neurasthénie doit être général.

Technique

Les manipulations varient suivant la forme de la maladie et l'état particulier du malade.

S'il y a de l'excitation, de l'insomnie, l'effleurage et les vibrations procureront au malade un sommeil réparateur. Si au contraire les symptômes d'affaissement prédominent, on fera des manœuvres capables de relever les forces dynamiques et psychiques telles que l'effleurage rapide, la torsion des muscles, le pincement, le tapotement. Si la circulation est particulièrement ralentie, on emploiera les pressions, la percussion. Il faudra somme toute, s'attaquer aux symptômes, comme nous l'avons déjà dit pour toutes les maladies en général.

CATALEPSIE

Elle est d'ordre psychique.

Le massage, dans cette maladie, donne à l'innervation motrice des muscles une activité capable de modifier leurs fonctions normales. Mais le massage ne guérit pas seulement l'accès, il a une action physique et morale sur tout le système, qui influe également sur la cause étiologique.

Technique

On fait de l'effleurage abdominal, des pressions sur les muscles dorsaux, du pétrissage et du tapotement sur les membres. On termine par des mouvements passifs des bras et des jambes.

MALADIES DES ENFANTS

ASPHYXIE DES NOUVEAU-NÉS

L'asphyxie des nouveau-nés survient après un accouchement difficile. L'enfant est pâle ou violacé, les yeux sont ternes, les battements du cœur sont faibles. Le massage ici est indiqué au même titre que dans l'asphyxie, dont nous avons déjà parlé, et se fait d'après les mêmes règles.

Technique opératoire

On couche l'enfant sur le côté, la tête un peu élevée, et on débarrasse la bouche et les narines des mucosités qui peuvent les obstruer. Ensuite, on fait de l'effleurage général, quelques mouvements passifs des membres, des vibrations par pression légère sur le cordon ombilical, le massage superficiel du thorax et des tractions rythmées de la langue. Toutes ces manœuvres doivent être faites avec dextérité.

CONVULSIONS

Elles résultent du froid ou de la constipation, une indigestion, un état nerveux.

Dans les convulsions, qu'elle qu'en soit la cause, le massage peut rendre de grands services.

. La technique, à notre avis, doit être la suivante : on fait le massage de l'abdomen, de l'effleurage général, des pressions sur les gros muscles, principalement sur le cou et le dos, puis les mouvements passifs des membres. On peut terminer au besoin par un second massage abdominal.

CYANOSE

Cette maladie peut avoir pour cause une hématose insuffisante par suite d'une arrivée défectueuse du sang aux poumons. Elle peut dépendre aussi de l'ouverture du trou de Botal. L'enfant respire mal, il a des convulsions, les mâchoires sont serrées, la peau est violacée surtout à la face.

Le massage paraît tout indiqué dans la cyanose, pour tonifier les muscles, faciliter la circulation et la respiration, c'est-à-dire modifier la nutrition du sujet. On peut supposer que l'augmentation des contractions musculaires cardiaques par action mécanique et par l'arrivée d'un sang plus riche, peuvent améliorer l'état particulier du cœur et l'état général du malade.

Technique opératoire

La technique du massage dans la cyanose doit être serrée et portera spécialement sur les membres, l'abdomen, le dos et les articulations.

SCLÉRÈME DES NOUVEAU-NÉS

Le sclérème est caractérisé par une induration du tissu cellulaire sous-cutané. Il peut être localisé aux membres inférieurs ou généralisé. Cette maladie se montre généralement huit ou dix jours après la naissance et atteint les enfants débiles. Elle reconnaît pour cause un trouble de la circulation générale.

Legroux est l'un des premiers qui ont pratiqué le massage dans le sclérème et qui en ont constaté les bons effets.

Pastorella et Valleix au dire d'Estradère, ont aussi obtenu des succès.

Technique

Pétrissage léger des muscles, effleurage général, vibrations par secousses et par frôlement, mouvements passifs.

PARALYSIE INFANTILE

La paralysie infantile débute par une forte fièvre, des vomissements, délire, convulsions. Deux jours après la fièvre cesse et la paralysie apparaît. Elle affecte tantôt une partie du corps seulement et tantôt les quatre membres, en commençant par les membres inférieurs. L'atrophie musculaire se produit rapidement.

Le massage a la réputation d'être un excellent moyen — c'est le meilleur assurément — contre cette maladie, mais il faut le commencer le plus tôt possible pour avoir des chances de la guérir.

L'effleurage profond, le pétrissage, les vibrations et les mouvements passifs coopèrent à ce résultat d'une façon très active.

Au début, le massage peut être fait deux fois par jour. La durée totale du traitement est souvent de plusieurs mois.

PIED-BOT

Depuis Hippocrate jusqu'à nos jours, de nombreuses applications du massage dans le pied-bot, ont été, paraît-il, couronnées de succès.

Quoi qu'il en soit de cette assertion, il est à peu près démontré aujourd'hui que le massage dans cette affection ne peut être employé avec avantage que dans les cas légers et chez les tout jeunes sujets.

Notre expérience personnelle nous permet de dire que le massage prévient le pied-bot et arrête les déformations dans la plupart des cas, s'il est appliqué avec suite et en temps opportun, mais il ne peut opérer le redressement s'il est ancien et surtout s'il est prononcé. Il importe donc essentiellement de ne pas négliger les déformations du pied chez les enfants et de les combattre sérieusement dès qu'elles se manifestent, si on veut conjurer un mal dont les suites sont souvent très fâcheuses.

Technique opératoire

1° Agir sur les ligaments et les tendons ; 2° combattre la raideur, la contracture et l'atrophie musculaires, principalement des muscles du mollet ; 3° opérer le redressement. On fait des séances très fréquentes, des manœuvres modé es, le redressement manuel suivi de l'emploi d'une bande.

Si la déformation est réelle, on en fait la réduction après le massage et on la fixe à l'aide d'un appareil. La station debout et la marche doivent être surveillées. Nous conseillons un repos relatif.

Le pied-bot résulte souvent d'une paralysie infantile, et dans ce cas, il faut faire en même temps du massage général.

MASSAGE GYNÉCOLOGIQUE

Les premières applications du massage, en gynécologie, datent à peine d'une trentaine d'années. Malgré cela, et malgré l'accueil plutôt réservé qui lui a été fait tout d'abord, ce mode de traitement a réalisé des progrès considérables. Les travaux de Graham, de Léon Petit et de Frumerie notamment ont contribué beaucoup à ce résultat. Il faut dire aussi que le massage en gynécologie évolue plutôt sur un terrain favorable. La femme est, physiquement s'entend, sujette à des variations. La mollesse de son corps, la finesse de ses parties et les fonctions spéciales de quelques-uns de ses organes, tout concourt à la rendre éminemment sensible, ouverte aux impressions, et l'on conçoit que le massage puisse agir sur elle d'une façon toute spéciale. Les points d'appel se trouvent assez facilement chez la femme et le développement de la force calorique est généralement rapide.

D'autre part, les troubles de la circulation si fréquents chez la femme, à des époques déterminées, le rôle si important que jouent les nerfs dans l'accomplissement de certaines fonctions qui lui sont propres, réclament souvent le concours d'agents modificateurs appropriés.

OBSERVATIONS GÉNÉRALES

De même que les considérations générales qui sont exposées au commencement de cet ouvrage, constituent un plan, une documentation sur le massage en général, de même, les observations qui vont suivre, résument en quelques mots les caractères saillants du massage gynécologique et les conditions particulières dans lesquelles il doit s'effectuer.

Ces observations comme les précédentes, portent principalement : 1° sur la position du corps et des organes à traiter ; 2° sur les conditions dans lesquelles doivent se trouver ces mêmes organes avant l'opération ; 3° sur les précautions que doit prendre l'opérateur pour la bonne exécution du traitement. Nous allons les résumer successivement l'une après l'autre.

Position du corps

1° *Pour l'exploration.* — L'exploration peut se faire d'abord dans la position debout et ensuite dans le décubitus dorsal, ou plus exactement dans la position demi-couchée.

2° *Pour le massage.* — La position que l'on fait

prendre à la patiente pour la pratique du massage gynécologique, est celle que Brandt a dénommée double-croc-demi-couché. Cette position toutefois, comme celle de l'opérateur, du reste, peut être légèrement modifiée suivant les besoins. La nécessité du massage gynécologique se faisant sentir de plus en plus, les zones de travail tendant à s'élargir et à se préciser à mesure que l'étiologie et la pathogénie sont mieux définies, la thérapeutique du massage plus approfondie, la technique enrichie de moyens nouveaux, etc., toutes ces évolutions exigent un terrain varié plus vaste et des dispositions nouvelles.

État des organes

Ce second point de préparation technique, très important lui aussi, mérite toute l'attention de l'opérateur et ne devra être négligé en aucune circonstance. Ainsi, par exemple, il aura soin, avant de commencer un massage utérin, quelles que soient sa nature et sa durée, de faire vider la vessie et l'intestin, si c'est possible. De même, un estomac à jeun ou à peu près vide, nous l'avons dit déjà, est une condition des plus favorables à l'exécution du massage abdominal, et est d'autant plus nécessaire que les personnes sont plus âgées ou plus exposées aux congestions, aux palpitations, aux spasmes et autres accidents similaires. Enfin, les organes génitaux, dans certains cas, peuvent être préalablement soumis à un lavage, une injection quelconque.

Moyens techniques

En vue de la bonne exécution des manœuvres, dans un massage utérin, et de leur résultat favorable, l'opérateur doit prendre certaines dispositions qu'il juge convenables. Ces dispositions qui sont d'ordre général ou particulier, suivant le cas, empruntent toute leur valeur aux circonstances. Exemple : Pour pouvoir agir sur les organes internes d'une manière efficace et utile, il faut au préalable assouplir suffisamment les parois abdominales par des mouvements préliminaires. Ces manœuvres préopératoires faites sur l'abdomen, ont pour but de le rendre compressible, de prévenir les contractions des fibres qui empêcheraient l'action directe des mouvements pratiqués extérieurement, et de rendre moins sensibles l'utérus et ses annexes, en attirant le sang vers les parties externes.

On pratique généralement le massage utérin avec la main droite appliquée sur l'abdomen, à l'endroit correspondant à la partie interne à traiter et avec un doigt de la main gauche, ordinairement, l'index, qui sert de point d'appui. Les parties à traiter ainsi étant délicates et sensibles, on conçoit que toutes les manœuvres doivent être faites avec légèreté. On aura également la précaution d'enduire le doigt indicateur de vaseline pour empêcher tout frottement irritant et incommode.

Les précautions d'antisepsie à prendre, dans le massage gynécologique, précautions utiles entre toutes et dont nous avons déjà donné un léger aperçu, sont exclusivement d'ordre général.

MANIPULATIONS

Les éléments constitutifs du massage gynécologique, sauf quelques manœuvres spéciales que Brandt a vulgarisées, sont les mêmes que ceux du massage général : effleurage, pétrissage, pressions, vibrations. Les manœuvres spéciales sont : le mouvement de meule et les différentes méthodes de réduction de l'utérus.

La tension des adhérences pathologiques, mentionnée par quelques auteurs, appelée aussi l'élongation, l'étirement par d'autres, n'appartient pas en propre au massage gynécologique, vu que cette manœuvre, qui est d'ailleurs généralement précédée de l'effleurage et du pétrissage de la partie malade, se traduit exactement par des tractions imitant le plus souvent les pressions ordinaires circonscrites ou l'élongation qu'on emploie également dans le massage des parties externes.

Effleurage

L'effleurage se pratique avec l'extrémité palmaire de l'indicateur droit ou gauche. Il a lieu de bas en haut sur les parois vaginales.

L'effleurage de l'utérus se fait du fond de l'organe à l'orifice externe du col et de l'orifice externe à l'orifice interne. Il peut se faire aussi circulairement sur l'utérus. Il doit être doux, superficiel sauf dans le cas d'épaississements, indurations ou d'exsudats nombreux à faire résorber.

Quand il s'agit d'influencer spécialement la circulation des annexes de l'utérus, on fait de préférence l'effleurage rectal. L'effleurage vaginal a une action plus forte et plus étendue. Il s'impose pour ainsi dire dans l'œdème du vagin, la vaginite chronique, les rétrécissements, les adhérences, certains cas de leucorrhée ancienne.

Pétrissage

Le pétrissage se fait d'ordinaire avec la main externe, quelquefois aussi intérieurement et des extrémités vers le centre. Il est employé dans les circonstances précédemment citées à l'article effleurage, et surtout dans les infiltrations péri-vaginales, les rétrécissements ou indurations du vagin.

Nous avons dit plus haut, que dans un massage utérin, les doigts externes agissent presque toujours seuls sur l'abdomen, en faisant mouvoir la peau sur l'organe à traiter, et que le doigt vaginal sert de point d'appui. Il est des cas cependant où le massage peut et doit se faire avec le doigt interne, l'index de la main droite généralement. Dans ces conditions, la main gauche placée sur l'abdomen n'a, on le conçoit, qu'une action très limitée.

Le massage utérin ainsi fait exige, il est vrai, des ménagements plus grands que le premier, mais en revanche, il est plus décisif. Il est des cas spéciaux en effet, où ce procédé est le seul demandé et où ses effets justifient son application.

Pour atténuer les effets d'un massage interne un peu actif, nous faisons suivre immédiatement celui-ci d'un massage externe dérivatif (pressions sur les fesses et le dos, pétrissage de l'intestin et vibrations hypogastriques). Peut-être même, lorsqu'on redoute une irritation un peu forte, et surtout quand il s'agit d'exsudats nombreux à faire résorber comme dans la leucorrhée, par exemple, outre un massage externe approprié, une injection tiède, émolliente ou légèrement astringente, a-t-elle des raisons d'être utile.

Maintenant, quelle doit être la durée d'un massage utérin ? Il nous semble qu'en cela comme pour tout autre massage externe, l'état local et l'état général de la malade doivent servir de guide. Six ou huit minutes suffisent amplement, nous le reconnaissons, dans certaines affections et surtout quand on veut produire une vaso-constriction locale, mais douze et même quinze minutes sont parfois nécessaires dans d'autres.

On ne peut donc rien dire de précis à ce sujet. Mais en tout cas, lorsque le massage est long, quand surtout il est incommode pour la patiente, il faut l'interrompre un instant sans hésiter. Une pause de deux minutes, dans ces conditions, est nécessaire pour la malade et en même temps très avantageuse pour l'opérateur.

Élongation des adhérences

L'élongation des adhérences pathologiques se pratique avec le doigt vaginal et la main externe. Celle-ci résiste à la traction opérée par le doigt interne et agit ou non dans un sens opposé, suivant les circonstances pathologiques.

Cette manœuvre doit être faite avec modération.

On fait généralement précéder l'élongation de l'effleurage et du pétrissage, et on la fait suivre d'une compression digitale, d'un effleurage très doux et de vibrations légères.

Pressions

Les pressions sont circulaires ou semi-circulaires. Elles se font extérieurement sur l'abdomen avec la pulpe des doigts. Ceux-ci entraînent doucement la peau sur la partie à traiter, mais sans glisser à la surface. Cette manœuvre doit se faire avec légèreté, son but est d'obtenir un meilleur état de la circulation et de la nutrition locales (hypertrophie cellulaire, rétractions, engorgement simple).

On peut aussi, exceptionnellement, faire des pressions très légères sur les parois du vagin, quand il s'agit de produire une suractivité locale (induration, rétrécissement, infiltration péri-vaginale).

Vibrations

Les vibrations en gynécologie sont internes ou externes.

A l'extérieur, les vibrations se pratiquent sur l'abdomen avec la main posée à plat, les doigts allongés, le coude légèrement plié, les muscles du bras contractés. Elles doivent être superficielles et rapides dans la métrorragie, profondes et continues dans les affections chroniques en général.

Les vibrations superficielles produisent la contraction des fibres musculaires et le resserrement des vaisseaux, à condition qu'elles ne soient pas trop prolongées (25 à 30 secondes). On peut en faire une première série de huit à dix secondes, suivie elle-même d'une autre série plus courte. On en fait quelquefois trois.

Les vibrations prolongées (une minute et demie à deux minutes) sont éliminatrices et relâchent les parois des vaisseaux (aménorrhée, dysménorrhée).

Les vibrations internes sont forcément plus actives : il faut donc les pratiquer avec plus d'attention.

Mouvement de meule

Le mouvement de meule, d'après les principes de Braudt, consiste à faire des mouvements circulaires dans la cavité rectale, à une profondeur variable et avec une intensité qui est en rapport avec le but à atteindre. On agit avec l'index de la main droite généralement, d'avant en arrière et des extrémités veineuses à leurs troncs.

Cette manœuvre a pour effet de diminuer les déchets pathologiques des muqueuses génitales et d'augmenter leur vitalité. Elle est employée efficacement dans le prolapsus de l'utérus avec adhérences, la leucorrhée ancienne, les rétrécissements du vagin.

Dans tous les cas, nous aurons peut-être l'occasion de le rappeler, le mouvement de meule doit être pratiqué avec méthode. En le faisant trop vite, par exemple, on court le risque d'irriter la muqueuse du côlon sans profit réel pour l'affection à traiter ; si on n'engage pas suffisamment le doigt dans la cavité rectale, on n'intéresse qu'une partie de la muqueuse, d'où un effet nécessairement trop limité ; enfin, si on tient le doigt trop raide, on fait porter presque toute son action sur le sphincter de l'anus.

De la façon même de conduire le doigt qui travaille, dépend uniquement le résultat de l'opération.

Soulèvement de l'utérus

La méthode de soulèvement de l'utérus a été établie sous trois chefs principaux : 1° le long soulèvement ; 2° le soulèvement oblique ; 3° le court soulèvement.

Nous ne décrirons pas ici en détail chacun de ces trois procédés. Nous ferons connaître seulement celui que nous employons personnellement dans les cas ordinaires, c'est-à-dire lorsque l'utérus n'est pas sensiblement dévié.

Ce procédé, qui est très simple, consiste à faire le soulèvement avec la main droite placée sur l'abdomen à l'endroit correspondant au siège de l'utérus, le pouce à gauche, les autres doigts réunis à droite et l'index de la main gauche introduit dans le vagin. La main droite, placée comme il est dit ci-dessus, presse et déprime la paroi abdominale et soulève les organes du bassin, par des mouvements de pression dirigés de dehors en dedans et de bas en haut, pendant que le doigt vaginal pousse l'utérus vers la place qu'il doit occuper ou bien le suit dans ses mouvements. La manœuvre doit être exécutée graduellement et comme par secousses, c'est-à-dire que la main externe doit imprimer aux organes pelviens soit des mouvements de pression directe, soit des mouvements de balancement à droite et à gauche, de façon à produire, en même temps que le soulèvement, la contraction des fibres musculaires des ligaments suspenseurs. Dès qu'elle est achevée, on fait des vibrations avec la main qui l'a opérée. On laisse ensuite redescendre l'utérus très lentement.

Le soulèvement de l'utérus est employé notamment pour stimuler la contractilité des ligaments ronds, et contre les hémorragies, les ptoses.

GYMNASTIQUE MÉDICALE

Les exercices modérés employés avec opportunité en gynécologie, favorisent la circulation et facilitent les phénomènes de nutrition des tissus. Dans ces exercices, on distingue plus particulièrement : 1° les mouvements qui décongestionnent le bassin ; 2° les mouvements qui le congestionnent. C'est la gymnastique du bassin proprement dite.

On appelle en outre gymnastique de la poitrine, du tronc, des membres, les mouvements actifs ou passifs pratiqués sur ces parties, en vue de produire un effet déterminé. Ces mouvements sont dits dérivatifs, calmants, toniques, etc., selon leur qualité respective, comme dans le massage général.

Mouvements décongestionnants

Les principaux mouvements qui décongestionnent le bassin sont : la torsion bilatérale du tronc (assis), le redressement du tronc dans le décubitus dorsal, les mouvements passifs de la tête, des bras et des pieds, l'adduction des genoux avec élévation du bassin.

Mouvements congestionnants

Les mouvements qui congestionnent le plus le bassin sont : la rotation de la jambe dans la station assise ou couchée, la circumduction de la cuisse, la flexion des genoux, mains appuyées, la flexion et l'abduction des genoux (mouvement actif), la projection en haut du genou, l'extension latérale de la jambe, la flexion et l'extension de la jambe (mouvements contrariés), la pression du genou en bas, l'abaissement du corps et l'extension des membres inférieurs en portant les pieds en avant, l'extension forcée de la jambe dans la position accroupie, les mains sur appui, la flexion du tronc en arrière, la torsion et la circumduction du tronc (à genoux), la circumduction du tronc assis.

MALADIES
TRAITÉES PAR LE MASSAGE

AMÉNORRHÉE

On distingue l'aménorrhée constitutionnelle (malformation congénitale, chloro-anémie), l'aménorrhée physiologique (grossesse, allaitement) et l'aménorrhée sympathique (maladies aiguës concomitantes). Cette distinction est nécessaire pour établir le traitement.

Le massage donne à la thérapeutique des troubles menstruels, des moyens sûrs qui rendent leur résolution prompte et certaine.

Technique

Le massage local et le massage général sont tout indiqués pour obtenir le résultat que vise le traitement de l'aménorrhée tel qu'il est prescrit ci-dessus, c'est-à-dire pour stimuler la vitalité des organes génitaux et rétablir le flux périodique. Le ventre, les aines, les cuisses, les fesses et les reins seront traités minutieusement et les manœuvres internes, lorsque massage interne il y a, complètent le traitement.

Opératoire

La femme ayant au préalable vidé sa vessie et son intestin à la garde-robe, l'opérateur fait du massage général conformément aux indications données au commencement de ce chapitre. Ensuite, la patiente prend la position demi-couchée et on applique le traitement local. A cet effet, on pratique d'abord un effleurage léger sur les muscles obliques de droite et de gauche, puis sur les muscles droits. Ensuite, on fait de l'effleurage circulaire à larges rayons autour du nombril et sur l'hypogastre des pressions et des mouvements congestionnants tels que mouvements actifs des jambes, circumduction du tronc à genoux, flexion du tronc en arrière. En dernier lieu on fait le tapotement de la région sacro-fessière et les vibrations de l'abdomen. Les pressions abdominales seront transversales d'abord, puis circulaires ou spiroïdes, et centrifuges à la fin ; les vibrations rapides et prolongées.

On peut ajouter que les manœuvres du massage, dans l'aménorrhée, doivent être profondes au commencement et superficielles à la fin.

DYSMÉNORRHÉE

Le massage dans la dysménorrhée, quelle qu'en soit l'origine, produit des résultats généralement appréciés.

Il faut ici avant tout s'occuper de la cause initiale, comme dans le cas précédent, et dégager le traitement qui convient.

Technique générale

On traite minutieusement les ovaires, les cuisses, les reins, les fesses et on fait des mouvements congestionnants.

Les pressions transversales, suivies de pressions longitudinales sur les membres inférieurs, produisent également le meilleur effet.

MÉNORRAGIE

Le massage dans la ménorragie vise à diminuer la tension des vaisseaux pelviens et à provoquer les contractions de l'utérus, afin de rétablir la circulation du sang.

Technique générale

Pétrissage modéré de l'intestin et effleurage spiroïde sur la région hypogastrique. Ensuite on fait le soulèvement de l'utérus, des vibrations légères intra-vaginales et au pourtour de l'anus, des mouvements décongestionnants tels que la flexion et le redressement du cou, l'élévation latérale et la circumduction des bras, le haussement des épaules, la rotation des pieds. Ces mouvements seront exécutés avec toute la modération possible.

Le rapprochement et l'écartement des genoux avec élévation du bassin ne nous paraît pas réunir toutes les garanties désirables. Quoi qu'il en soit, la question de la position du corps est primordiale dans le traitement de la ménorragie.

Technique particulière.—Une hémorragie passive par atonie des organes génitaux, se combat surtout par les vibrations utérines, et une hémorragie active, par le massage externe.

STÉRILITÉ

Le massage n'est certes pas à dédaigner dans certains cas de stérilité (déviation utérine, rétrécissement, vaginisme), et peut, s'il est bien appliqué, obvier à cet inconvénient.

Le traitement nécessite évidemment une étude approfondie de la cause.

ACCOUCHEMENT DIFFICILE

L'influence heureuse du massage dans l'accouchement difficile, est un fait acquis depuis longtemps déjà et se fait sentir même dans les cas les plus rebelles.

Engelmann (Manœuvres extérieures dans l'obstétrique des peuples primitifs, Paris, 1882) nous dit que le massage de l'abdomen ainsi que les frictions sur les cuisses et les fesses, dans les accouchements difficiles, étaient de pratique courante dans l'Inde, l'Australie et le Japon, pour corriger les mauvaises présentations et stimuler la contractilité utérine. Le massage abdominal, au dire de cet auteur, consistait surtout en frictions sur les parties latérales depuis l'épine iliaque jusqu'au pubis.

Technique opératoire

La technique générale contient les indications essentielles suivantes :

1° Si la femme est nerveuse, on doit calmer son système nerveux ;

2° Si elle est lymphatique, on doit l'exciter au contraire, par une intervention locale, en produisant graduellement une suractivité, de la force calorique intra-vasculaire de l'utérus et par des manœuvres générales appropriées. On agit surtout par révulsion à la peau (extrémités inférieures, bras, dos) dans le cas de fluxion des organes génitaux, et par des manœuvres actives sur les cuisses, l'abdomen, la région lombaire et les parties génitales (vibrations intra-utérines), dans les cas de faiblesse ou de lymphatisme ;

3° Pour ce qui est d'une technique rationnelle et constante, on travaille les parties génitales externes et le périnée, on dilate le col utérin (effleurage, pétrissage) et on assouplit les muscles fessiers, de la cuisse, sacro-lombaires et transverses qui facilitent la sortie du fœtus par leur relâchement.

Les manœuvres de pression directe, d'expression, d'expulsion ne semblent avoir réellement de valeur que si les fibres des organes génitaux ont été préalablement stimulés, et encore faut-il choisir l'instant où les contractions de l'utérus, si légères soient-elles, se produisent, en agissant progressivement sur la partie médiane, de bas en haut et de dedans en dehors.

Dans ma pratique, j'emploie les procédés suivants :

1° J'assouplis les muscles fessiers, sacro-lombaires, des cuisses et de l'abdomen ;

2° Je stimule les parties génitales, puis je pratique l'une des manœuvres indiquées plus haut. A cet effet, la patiente étant dans le décubitus dorsal et dans la position demi-couchée, j'exerce d'abord des tractions de la peau avec les deux mains placées sur la région hypogastrique et dirigées vers le fond de l'utérus (tractions centripètes). Ensuite, je fais des manœuvres d'expulsion avec pression directe ou avec mouvements ondulatoires dirigés du fond de l'utérus vers la région hypogastrique (manœuvres centrifuges).

Autre procédé. — La main gauche agissant sur la paroi abdominale, la main droite peut en même temps faire des manœuvres internes appropriées.

Quoique l'action de ces procédés ne soit pas douteuse, il faut admettre que dans certains cas d'accouchement difficile, comme pour le muscle intestinal, le massage général, par effet réflexe, agit autant que le massage local, sur la contractilité du muscle utérin.

SUITE DE COUCHES

Le massage fait dans de bonnes conditions, intervient utilement dans tous les cas suivants : immobilité utérine (inertie atonique), suppression des lochies, hémorragie, métastase laiteuse, absence de lait.

Chacun de ces états particuliers réclame une technique spéciale.

Enfin, le massage pratiqué après l'accouchement, fortifie les muscles de la paroi abdominale et active la nutrition des organes génitaux.

MASSAGE DES SEINS

Le massage des seins agit favorablement et d'une façon indiscutable dans les névralgies, les inflammations, l'empâtement, les métastases laiteuses, l'absence de lait et dans le cas de mamelles peu développées. Son action porte principalement sur les vaisseaux sanguins, les lymphatiques et la nutrition de l'organe ; elle excite aussi les vaisseaux lactifères et détermine la sécrétion lactée.

Technique

On traite séparément et successivement un sein après l'autre, par des mouvements circulaires d'abord, et des manœuvres centrifuges ensuite, du mamelon vers la base (effleurage et pressions), et on fait des manœuvres centripètes c'est-à-dire dirigées de la périphérie vers le mamelon, quand on veut augmenter la nutrition de l'organe ou provoquer la sécrétion lactée. Dans ce dernier cas, les séances doivent être prolongées.

Dans les inflammations, les manœuvres se font du pourtour du sein vers l'aisselle. On peut y ajouter aussi le massage abdominal et le soulèvement du sein avec une bande suivi de compression.

Contre les névralgies, on emploie l'effleurage profond, les tractions, les vibrations.

On pratique généralement les vibrations sur le mamelon et à sa base. On en fait aussi sur les intercostaux (on sait que ceux-ci envoient des ramifications aux mamelles) lorsqu'il s'agit d'augmenter l'activité de l'organe et des glandes en particulier.

L'engorgement des glandes mammaires est susceptible du même traitement.

Dans un cas de mammite qui simulait un adénome, et qui avait été examiné par M. le D^r Mi-

chaux, la compression n'ayant pu être continuée, à cause de la très grande difficulté qu'éprou-
vait la malade à respirer, j'ai fait du massage
quotidien suivi de l'application d'un bandage
modérément serré. Ce bandage était une sorte
de cache-corset en toile résistante que l'on ser-
rait à l'aide d'un lacet placé derrière.

Le massage a consisté en compression manuelle douce et progressive et en effleurage profond centrifuge dirigé surtout vers l'aisselle. Le
résultat a été complet.

AVORTEMENT

L'avortement dépend souvent d'un trouble de
la nutrition de l'utérus (épaississements, indurations) ou de ses annexes (phénomènes cicatri-
ciels des ligaments), quelquefois aussi d'une atonie des organes, d'une rétroversion, un prolapsus
utérin.

L'emploi méthodique d'un massage local bien
compris peut donner aux organes malades une
augmentation d'activité et les éléments nutritifs
qui leur manquent pour reprendre leur équilibre
d'action et porter au dernier terme de son évo-
lution le produit de gestation utérine.

La technique du massage contre l'avortement
est entièrement subordonnée à la cause.

MÉTRITE

La métrite est aiguë ou chronique. La méthode indirecte par le massage peut être employée avec profit dans certains cas légers de métrite aiguë (péri et para-métrite).

Technique

Le procédé qui nous paraît avoir le plus de chances de réussir dans ce cas, est le suivant : 1° une intervention énergique sur les muscles des bras et du dos ; 2° un massage plus léger des extrémités inférieures ; 3° une action dérivative sur l'intestin ; 4° des mouvements passifs de la tête, des bras et des pieds.

On fait : 1° le pétrissage du gros intestin ; 2° celui des muscles fessiers, lombaires et de la cuisse ; 3° des vibrations profondes sur les deux hypocondres et la région lombaire ; 4° des manœuvres révulsives dans le dos et sur les membres thoraciques. On ajoute à cela des vibrations superficielles sur les parties génitales externes (nerfs musculo-cutané et honteux interne) et le périnée.

Dans la forme chronique, il faut s'attacher à augmenter la vitalité de l'utérus et à vaincre la faiblesse générale. A cet effet, on emploie, comme manœuvres directes, l'effleurage et les vibrations, et comme manœuvres générales, les pressions et la percussion.

OVARITE

Dans l'ovarite chronique, à moins d'une lésion organique sérieuse ou de complications infectieuses du côté des trompes, le massage bien employé produit toujours d'excellents effets.

Technique

On agit modérément sur la paroi abdominale, et plus activement sur les cuisses et les régions lombaire et sacrée.

Le massage dans l'ovarite en général doit être plutôt modéré et court.

ADHÉRENCES

Les adhérences en gynécologie résultent d'inflammations chroniques (salpingites ou traumatismes).

Le massage combat la rétraction des tissus, épaississements, indurations et autres accidents consécutifs aux adhérences, à l'aide de mouvements qui favorisent leur nutrition.

Technique

Pétrissage, pressions, tractions, mouvements techniques.

Les règles d'une bonne opératoire enseignent qu'il faut ici être méthodique et surtout qu'il faut agir progressivement. N'oublions pas en effet que des manœuvres brusques ou appliquées sans mesure, dans les adhérences, peuvent compliquer le mal au lieu de le guérir, en créant des adhérences nouvelles.

LEUCORRHÉE

La massothérapie bien ordonnée fournit à la thérapeutique, contre cette affection, un très puissant appui. Il est bien évident que dans le cas de leucorrhée ancienne et tenace notamment, pour modifier la muqueuse utérine ou vaginale d'une façon telle qu'elle lui permette de reprendre ses fonctions normales, il faut agir directement sur elle, et pour ce faire, le massage est précieux.

Technique

Les pressions de l'abdomen, des aines et des cuisses, le mouvement de meule par voie rectale ou une intervention vaginale, suivant le cas, et du massage général au besoin.

Vu l'étroite analogie des fonctions des muqueuses génitales avec la peau, il importe essentiellement de stimuler celle-ci avec énergie dans toutes les affections chroniques des organes génitaux.

DESCENTE DE L'UTÉRUS

La descente de l'utérus exige un traitement minutieux et souvent très long. Nous indiquons succinctement la technique du massage qui lui convient.

On fait d'abord le soulèvement de l'utérus, tel que nous l'avons décrit précédemment. Ensuite, on traite l'abdomen et la région des reins, puis on fait des manœuvres intra-utérines et des mouvements actifs du tronc. Enfin, des vibrations intra-vaginales fortes et rapides et pas trop prolongées, exécutées à la fin du massage, produisent la contraction des muscles et resserrent le canal du vagin.

Le pétrissage de l'abdomen, les incitations communiquées aux ligaments et le resserrement du canal vulvo-vaginal combattent sérieusement le prolapsus utérin.

DÉVIATION DE L'UTÉRUS

Elle résulte d'une paramétrite, une salpingite, un traumatisme.

Le traitement de cette affection par le massage, s'il n'est pas toujours décisif, produit du moins une amélioration très notable, s'il est appliqué avec méthode et persévérance.

Technique

Les principaux éléments de la technique sont : le soulèvement de l'utérus, le pétrissage abdominal, des manœuvres internes très douces (effleurage ou tractions suivant le cas), le tapotement de la région lombo-sacrée et des mouvements de gymnastique.

AGE CRITIQUE

Les métastases sanguines ne sont pas rares, à cette époque troublée de la vie utérine de la femme, et c'est surtout à combattre celles-ci que le massage est destiné, par son influence active et directe sur la circulation générale.

Technique

Le traitement doit être général. Celui de la région lombaire, des membres inférieurs et de l'abdomen qui en est la partie essentielle, doit retenir toute l'attention de l'opérateur. En outre, des mouvements décongestionnants pratiqués modérément et en petit nombre à la fin de la séance, présentent un intérêt particulier.

VAGINITE ET VULVITE CHRONIQUES

Le massage peut être employé dans ces cas pour assouplir les tissus épaissis et augmenter leur vitalité.

Technique

On traite le bord interne des grandes lèvres, le sphincter vaginal, la fourchette, etc. Au traitement local qui précède, on peut ajouter l'ef-

fleurage des cuisses, des aines, des fesses et de
la paroi abdominale.

Quelques mouvements rationnels du bassin
et des jambes sont aussi très utiles.

URÉTROSTHÉNOSE ET UTÉROSTHÉNIE

Le rétrécissement du vagin et celui de l'utérus, résultant d'inflammations chroniques, peuvent être l'objet d'une intervention directe par
le massage.

La technique, dans ces rétrécissements, est
simple, et l'opératoire, pour être menée à bien,
demande seulement un peu de pratique et beaucoup de patience.

Le pétrissage et les vibrations prolongées
sont le pivot du traitement.

MASSAGE ESTHÉTIQUE

Le massage employé dans un but esthétique
agit sur les organes par son action physiologique. Il amincit et adoucit la peau, donne de la
souplesse et du ton aux fibres, il rétablit la circulation et réorganise les tissus en produisant
une nutrition plus active et meilleure. Les rides
du visage qui apparaissent de bonne heure chez
tous ceux qui ont mené une vie agitée et qui
affligent surtout bon nombre de femmes, la fla-
cidité des chairs, le relâchement des fibres, les

rugosités, le hâle, les éphélides peuvent être traités efficacement par le massage.

Les meilleurs résultats s'obtiennent également dans l'atrophie et l'hypertrophie des seins, l'épaississement de la taille, le développement exagéré des hanches et de l'abdomen.

Dans le cas d'hypertrophie des seins, grossissement de la taille, etc., le massage résorbe la graisse, active la circulation sanguine et accroît l'activité cellulaire.

Dans le cas d'atrophie, traces de fatigue, rides, il rétablit la nutrition des tissus et revivifie les organes.

Le massage du visage, toutefois, exige une attention spéciale, en raison de la délicatesse de la peau, de la ténuité des fibres. Une manœuvre incomprise ou brusquée, qu'on ne l'oublie pas, ne va pas à l'encontre du but à atteindre et peut produire les effets les plus fâcheux.

TABLE DES MATIÈRES

		Pages
Introduction.		1
Historique du massage		3
Considérations générales.		6
Physiologie		10
Technique du massage		13
Méthode indirecte.		20
Manipulations		25
Gymnastique médicale		61

Maladies des articulations

Entorse		85
Luxation		98
Contusions articulaires		100
Périarthrite		102
Arthrite		102
Coxalgie		107
Ankylose		109
Synovite		112
Hydarthrose		113
Goutte		117
Rhumatisme articulaire		119
Rhumatisme noueux		121
Déviation du rachis		122

Maladies des muscles

Rhumatisme musculaire. 128
Myosite 129
Lumbago. 131
Rupture musculaire 132
Torticolis. 135
Contracture musculaire 136
Crampe 137
Tétanos 138
Crampe professionnelle 139
Atrophie musculaire 139
Amyotrophie musculaire. 140

Fractures. 141

Maladies des nerfs

Névralgies 155
Névralgie intercostale 157
Névralgie faciale 158
Névralgie dentaire. 161
Névralgie cervico-brachiale. 161
Névrite 162
Polynévrite 163
Névrome. 163
Ataxie locomotrice. 164
Paralysie 166

Maladies du système lymphatique

Kyste 167
Goitre. 169

Anthrax 170
Engelures, ... 171

Contusions 172
Epanchements sanguins. 174
Afflux de sang à la tête. 174
Plaies. 175
Adhérences 177
Accidents consécutifs aux brûlures 178

Maladies des yeux

Ecchymose des paupières 180
Epanchement sanguin intra-oculaire. 180
Blépharoptose 181
Blépharite 182
Strabisme 183
Kératite phlycténulaire. 183
Blépharophimosis 183
Conjonctivite 184
Sclérite et épi-sclérite. 184
Hydrophtalmie. 184
Amblyopie. 185
Diplopie 185
Glaucome. 185

Traumatismes du nez. 192
Coryza. 193

Maladies de l'appareil auditif

Hématome du pavillon de l'oreille 195
Otalgie 195

Massage des lèvres. . . . . : . . 197
Gingivite. 198

Maladies de la gorge

Amygdalite 202
Laryngite et pharyngite. . . . . , 203

Maladies des organes respiratoires
Maladies des organes digestifs

Gastralgie. 215
Dyspepsie. 216
Indigestion 218
Gastrite 219
Dilatation de l'estomac 219
Massage du gros intestin. 220
Constipation. 224
Occlusion intestinale. 227
Entérite 229
Diarrhée 230
Ptoses viscérales 231
Hernie 232
Maladies du foie 234
Lithiase biliaire. 234

Maladies des organes urinaires

Hypertrophie de la prostate 236
Cystite chronique. 237
Incontinence d'urine. 239

Coliques néphrétiques. 211
Rein flottant. 212
Albuminurie. 213

Maladies de la peau
Maladies de l'appareil circulatoire

Maladies du cœur. 217
Syncope 250
Asphyxie. 251
Noyés 253
Varices 254
Ulcères variqueux. 255
Phlébite 256
Hémorrhoïdes 257
Gangrène sénile 258
Artériosclérose. 258
Sclérodermie 259
OEdème 259
Ascite. 260
Anémie, chlorose 262

Maladies diverses

Courbature 264
Pertes séminales 265
Impuissance. 265
Obésité 266
Arthritisme 267
Diabète 267
Scorbut 268
Fièvre intermittente 268

Typhoïde. 269
Syphilis 269
Intoxications. 270
Intoxication saturnine 271
Infections. 271

Maladies nerveuses

Migraine 273
Insomnie 275
Dyspnée et dysphonie nerveuses. 276
Hoquet 277
Chorée 278
Hystérie 279
Neurasthénie 282
Catalepsie 283

Maladies des enfants

Asphyxie des nouveau-nés 285
Convulsions. 286
Cyanose 286
Sclérème des nouveau-nés 287
Paralysie infantile. 288
Pied-bot 288

Massage gynécologique

Observations générales 291
Moyens techniques 293
Manipulations 294
Gymnastique médicale 301

Maladies traitées par le massage

Aménorrhée. 303
Dysménorrhée 304
Ménorragie 304
Stérilité 306
Accouchement difficile 306
Suites de couches 309
Massage des seins. 309
Avortement 311
Métrite 312
Ovarite 313
Adhérences 313
Leucorrhée 314
Descente de l'utérus 314
Déviation de l'utérus. 315
Age critique. 316
Vaginite et vulvite chroniques 316
Urétrosthénose et utérosthénie 317
Massage esthétique 317

MAYENNE, IMPRIMERIE CHARLES COLIN

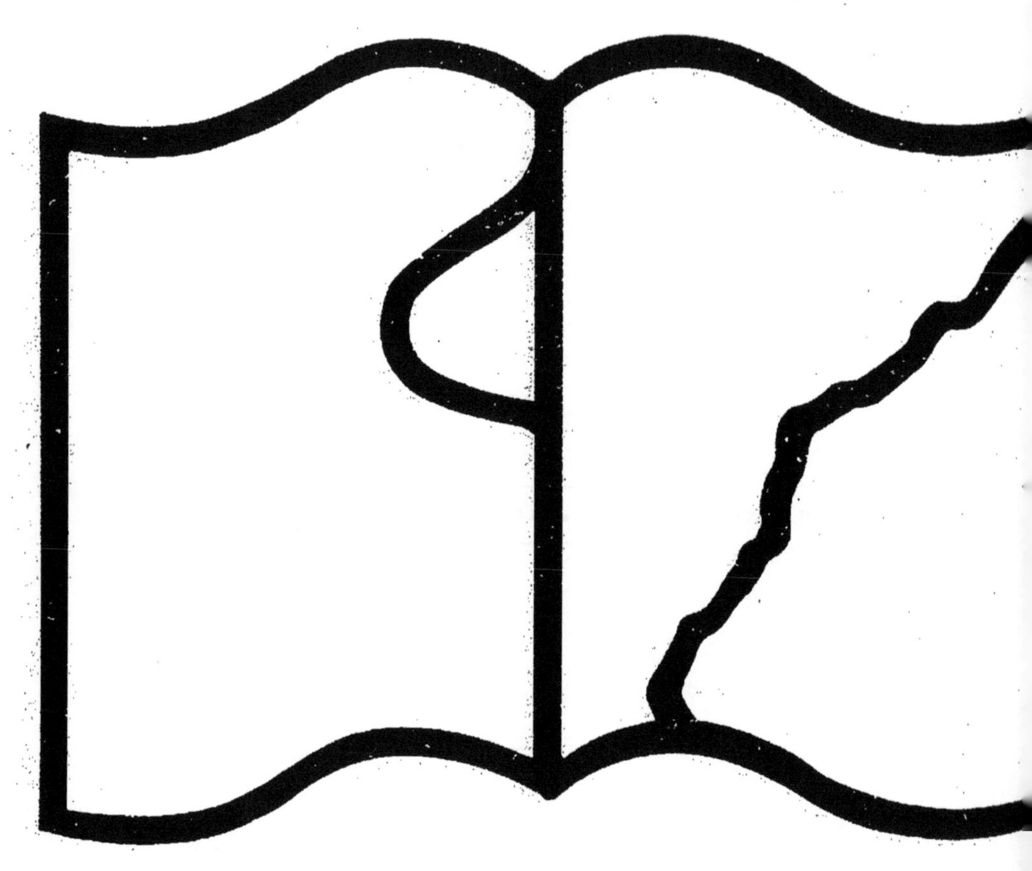

Texte détérioré — reliure défectueuse

NF Z 43-120-11

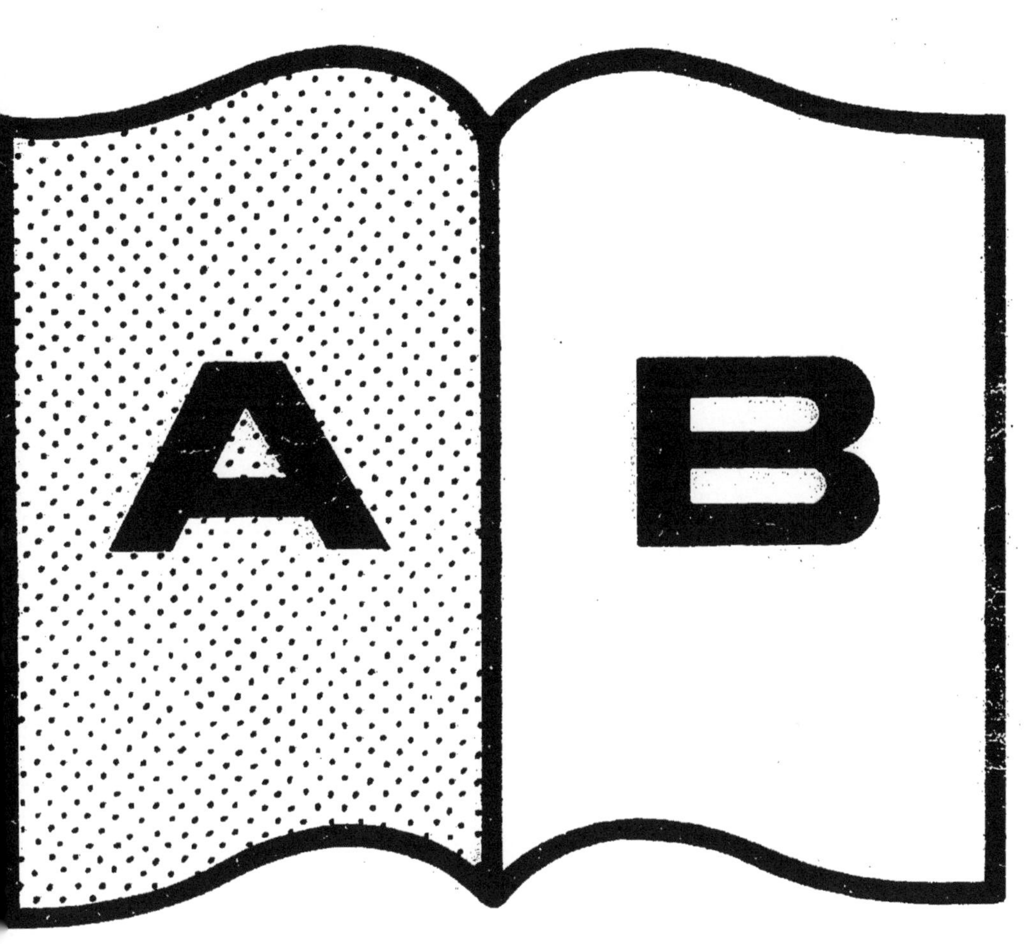

Contraste insuffisant

NF Z 43-120-14

9 782013 548571